Les fleurs de Bach pour votre enfant

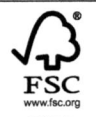

Hagen Heimann & Dietmar Krämer

Les fleurs de Bach pour votre enfant
Un guide pour les parents

Traduit de l'allemand par Silke Patel

> **Remarque**
> Les traitements présentés dans ce livre ne remplacent en aucun cas un médecin ou un thérapeute. Avant toute tentative d'auto-traitement d'une maladie, un diagnos-tic devra être établi au préalable. Pour les maladies graves ou les problèmes psychologiques graves il fau-dra toujours faire appel à un thérapeute qualifié.

Première parution 2010
Copyright © 2010 Isotrop Verlag, Bad Camberg, Allemagne
Tous droits réservés

Première parution française 2018
Copyright © 2010 Isotrop Verlag, Bad Camberg, Allemagne
Tous droits réservés
Photos et illustrations: Peter Latsch
Couverture (Image utilisée de © malwa – Fotolia.com), Typographie et mise en page: ASKU-MEDIA Sven Uftring, Bad Nauheim, Allemagne
Edition: BoD – Books on Demand, 12/14 rond point des Champs Élysées, 75008 Paris, France
Impression: BoD-Books on Demand, Norderstedt, Allemagne
ISBN: 978-2-322-14457-0
Dépôt légal : juin 2018

Internet: www.hagen-heimann.de

Table des matières

Introduction
La découverte de la thérapie des fleurs de Bach   11
La fabrication des élixirs floraux   14
Utilisation des élixirs floraux de Bach   15
    La prise interne   15
    Utilisation externe   17

Les 38 fleurs de Bach
1. Agrimony   21
2. Aspen   23
3. Beech   25
4. Centaury   27
5. Cerato   29
6. Cherry Plum   30
7. Chestnut Bud   31
8. Chicory   33
9. Clematis   35
10. Crab Apple   37
11. Elm   39
12. Gentian   40
13. Gorse   41
14. Heather   43
15. Holly   45
16. Honeysuckle   47
17. Hornbeam   49
18. Impatiens   50
19. Larch   52
20. Mimulus   54
21. Mustard   56
22. Oak   57
23. Olive   59

24. Pine	60
25. Red Chestnut	61
26. Rock Rose	62
27. Rock Water	64
28. Scleranthus	66
29. Star of Bethlehem	67
30. Sweet Chestnut	69
31. Vervain	70
32. Vine	72
33. Walnut	74
34. Water Violet	75
35. White Chestnut	77
36. Wild Oat	78
37. Wild Rose	79
38. Willow	80
39. Rescue Remedy	81

Utilisation pratique des fleurs de Bach

En soutien dans certaines situations	85
Soutien en cas de maladie	91
Traitement des Blessures	92

Un regard sur les Nouvelles Thérapies avec les fleurs de Bach

Les zones cutanées des fleurs de Bach	95
Le système des rails des fleurs de Bach	97

Annexe

Index alphabétique des fleurs de Bach avec leurs appellations en français et latin	102
Tableau des rails des fleurs de Bach	103
Les Auteurs	104
Index littéraire	106

Formations 107
Contact 109
Approvisionnement 110

Introduction

La découverte de la thérapie des fleurs de Bach

Edward Bach ainé de trois enfants, est né le 24 septembre 1886 à Mosley près de Birmingham/Angleterre. Durant son enfance il est très proche de la nature et s'intéresse déjà pendant ses années d'études à des sujets philosophiques. Après l'école il travaille d'abord dans l'usine de son père, sans y trouver une place qui lui convienne vraiment. Néanmoins cette période est d'une grande importance pour lui, car c'est ici qu'il a pris conscience des conséquences qu'une maladie peut avoir pour une famille d'ouvriers quand un des membres ne peut plus aller au travail. Pour cette raison il décide, à l'âge de 20 ans, d'étudier la médecine pour pouvoir aider ces gens.

Nouvellement diplômé de médecine, Edward Bach dirige déjà périodiquement les urgences de l'hôpital universitaire de Londres. C'est pourtant d'avantage la thérapie des malades chroniques qui l'intéresse. Pour cette raison il accepte un poste d'assistant dans l'institut bactériologique de la clinique universitaire de Londres. Ici, il découvre pour la première fois qu'il existe des liens entre une modification pathologique de la flore intestinale et les maladies chroniques. Il s'agit de sept souches bactériennes pathologiques qui ne se trouvent pas dans un « intestin sain ». Bach réussit à les isoler et d'en développer des vaccins. Avec ses nouveaux remèdes il obtient des résultats de guérison pour des maladies chroniques jusque-là incurables.

Après s'être formé à l'homéopathie, il prépare ses vaccins selon les principes de préparation homéopathique en fabriquant des « nosodes » avec lesquels il obtient des résultats encore plus probants. Parmi ses collègues il devient alors très populaire et est appelé le « deuxième Hahnemann » – d'après le fondateur de l'homéopathie. Malgré la renommée et le succès que lui apportent ses nosodes, il reste humble puisque il est conscient que ses remèdes ne peuvent pas guérir toutes les maladies.

Il lui déplait également de produire des remèdes avec des germes pathologiques. Il se mit alors à la recherche de plantes thérapeutiques qui pourraient non seulement remplacer ses nosodes mais aussi en élargir le champ d'action.

Pendant la période qui suit, Bach expérimente avec de nombreuses plantes et trouve non seulement des remèdes nouveaux mais aussi une toute nouvelle méthode de fabrication des remèdes. Après avoir obtenu de très bons résultats avec ces remèdes pendant quelques années, il tourne le dos à toutes ses recherches précédentes – les nosodes et vaccins – pour se consacrer à la recherche de nouvelles plantes thérapeutiques.

Grâce à son activité de médecin il a développé une très grande capacité d'observation, qui lui sert énormément pour établir les diagnostics. Il s'intéresse en particulier aux modifications d'humeur qui sont apparues chez le patient avant l'apparition de la maladie. Bach est convaincu, que la maladie est l'expression d'un conflit entre la personnalité du patient et son Soi-Supérieur. Si le contact entre la personnalité et le Soi-Supérieur est interrompu, apparait selon la vision de Bach, un état émotionnel négatif qui mène à la maladie. Son objectif est de rétablir le contact entre personnalité et Soi-Supérieur avec les élixirs floraux et ainsi faire disparaitre l'état émotionnel négatif. Les résultats thérapeutiques obtenus confirmaient cette thèse. Quand il administre le remède correspondant, non seulement l'état émotionnel négatif disparait, mais aussi le symptôme corporel en question. En conséquence il s'intéresse désormais exclusivement à l'état émotionnel de ses patients.

Pendant sa recherche des plantes thérapeutiques, il reçoit des personnes, qui souffrent d'états émotionnels pour lesquels il n'a pas encore trouvé d'élixir floral. Dans ces cas il va dans la nature pour trouver la plante nécessaire, qui peut résoudre l'état en question. Avec le temps sa sensibilité se développe à un tel point, qu'il lui suffit de mettre une feuille de plante sur sa langue, pour sentir de quelle manière cette plante agit.

Après avoir découvert 38 fleurs, il est fermement convaincu, d'avoir trouvé un remède correspondant pour chaque état émotionnel négatif archétypal.

15 mois plus tard, le 27 Novembre 1936, il décède en laissant au monde la « Thérapie des fleurs de Bach » en héritage médical.

La fabrication des élixirs floraux

Le Dr Bach utilisait toujours des fleurs sauvages pour la fabrication des élixirs floraux. Celles-ci possèdent selon la vision de Bach, la force originelle de la nature qui est nécessaire pour la capacité guérisseuse spécifique des élixirs floraux.

Il y a deux méthodes de fabrication des élixirs floraux:

Pour *la macération au soleil*, les fleurs sont cueillies lors d'une journée ensoleillée au moment de la floraison maximale, puis posées directement dans un bol d'eau de source fraiche. Les fleurs doivent couvrir toute la surface de l'eau. Ensuite le bol avec les fleurs est posé au soleil pendant trois à quatre heures. Pendant ce temps la vibration des fleurs sera transmis dans l'eau grâce à l'effet des rayons solaires sur l'eau. Après avoir extrait les fleurs de l'eau on y ajoute du cognac pour la préservation. Ceci constitue la teinture mère des élixirs floraux de Bach. En Angleterre elle est connue sous le nom de « Mothertincture ». Celle-ci sera à la prochaine étape à nouveau diluée et vendue dans le commerce en tant que « Strockbottle ».

Parce que certaines fleurs, buissons, arbustes et arbres ne fleurissent pas en saison ensoleillée, le Dr Bach a développé la méthode de *macération par ébullition*. Les plantes récoltées sont ici macérées dans l'eau de source bouillante. L'extrait ainsi obtenu sera filtré à plusieurs reprises et rempli de cognac pour la conservation. Ensuite on procède de la même façon que pour la macération au soleil.

Utilisation des élixirs floraux de Bach

La prise interne

La méthode du verre d'eau
Cette méthode est indiquée pour les problèmes aigus. Elle concerne par exemple une surcharge aiguë, la peur lors d'un examen, le découragement suite à un échec ou la dépression à cause d'une déception. Il faut donner deux gouttes de chaque fleur nécessaire dans un verre d'eau minérale puis le boire à petites gorgées. La fréquence dépend de la gravité du problème. En général on commence par une gorgée tous les quarts- ou demi-heure puis on espace les prises en fonction de l'amélioration de l'état. Lors des états aigus plus graves, tels qu'un choc émotionnel ou une prise de panique, on commence par une gorgée toutes les minutes et on espace les prises peu à peu en fonction de l'amélioration de l'état.

Généralement une seule fleur est indiquée pour les états aigus. Dans le cas où il est difficile à déterminer quelle fleur exactement est indiquée, il est possible de donner deux ou trois fleurs. Il est préférable de donner toutes les fleurs éventuellement indiquées afin de s'assurer que la fleur nécessaire soit bien dans le mélange.

Il est néanmoins conseillé de se limiter aux fleurs qui concernent la situation aiguë. D'autres fleurs, qui concernent l'enfant en général ou correspondent à des traits de caractère particuliers de l'enfant, ne concernent pas le problème aigu et ne doivent pas être administrés dans ce cas.

Quand par exemple un enfant rêveur a soudain peur dans le noir et ne veut pas dormir sans lumière, il n'a besoin que de la fleur Aspen (peur du noir). Il ne faudra pas lui donner la fleur Clematis, car son état rêveur n'a rien à voir avec le problème d'endormissement actuel.

Avertissement:
Lors de la préparation du mélange de fleurs de Bach il faut faire scrupuleusement attention de ne pas mettre les fleurs d'un rail de fleurs de Bach entier dans le mélange.[1]

Le flacon compte-gouttes
Quand il est nécessaire de prendre un mélange de fleurs de Bach sur une plus longue période, comme pour le traitement de problèmes chroniques qui durent depuis un certain temps déjà, on utilise le flacon compte-gouttes. Le flacon sera rempli de ¾ avec de l'eau plate, faiblement minéralisée, puis on y ajoute un peu de cognac pour la conservation. Dans ce « mélange de base » il faudra ajouter une goutte de chaque fleur indiquée par 10 ml. Pour un flacon de 30 ml cela fera alors trois gouttes par fleur de Bach. Ce mélange se prend ensuite 4 x par jour à mesure de 2 gouttes par prise. Sur une journée, on peut étaler les prises de façon suivante: au petit déjeuner, puis au déjeuner, au diner et une dernière prise juste avant le coucher.

Pour les nourrissons et enfants en bas âge, il est conseillé de préparer des plus petites quantités dans des flacons de 10 ml, et de les préparer sans ajout d'alcool. Pour des raisons d'hygiène un nouveau flacon est utilisé pour chaque nouveau mélange. L'utilisation de flacons à pipette est préférable aux flacons avec un bouchon à gouttes. Ceux-ci ont souvent du mal sortir les gouttes et les enfants ont tendance à les lécher. Des bactéries risquent alors d'entrer en contact avec le mélange et de réduire fortement la durée de conservation.

Pour chaque nouveau mélange il est indispensable d'utiliser un nouveau flacon. Dans le cas où le mélange est strictement identique il est possible de réutiliser le même flacon. Il n'est pas suffisant de stériliser le flacon avec de l'eau bouillante, ce qui

---
[1] Voir la liste des rails de fleurs de Bach, page 129

malheureusement est souvent conseillé, car la stérilisation ne détruit pas la vibration des fleurs qui reste présente dans le flacon même après stérilisation. En raison du col du flacon une toute petite quantité du mélange précédant reste dans le flacon et se mélange avec le nouveau mélange. Ceci peut conduire à la présence d'un rail de fleurs de Bach entier dans le mélange. Des réactions très désagréables peuvent alors se manifester.

Utilisation en externe

Les compresses de fleurs de Bach se sont avérées très efficaces pour les entorses, contusions et claquages. Pour préparer une compresse il faut mettre deux gouttes de fleurs de Bach dans ¼ de verre d'eau puis y tremper une compresse de coton. Poser ensuite la compresse sur l'endroit concerné pendant 15 minutes. A renouveler jusqu'à disparition des symptômes. Pour la fréquence les mêmes règles s'appliquent que pour la prise en interne par verre d'eau: plus c'est grave, plus on l'applique fréquemment. Il est conseillé de prendre les mêmes fleurs en interne par la méthode du verre d'eau dans un autre verre.

Quand une utilisation des fleurs de Bach en externe est nécessaire sur une durée plus longue, on peut préparer une crème de fleurs de Bach, plus facile d'utilisation. Il faut alors utiliser une crème de base qui pénètre la peau lentement. Une fine pellicule reste alors à la surface de la peau et fait durer l'effet des fleurs pendant plusieurs heures – contrairement aux compresses qui font effet seulement le temps de la pose.

Pour préparer la crème, le dosage des fleurs est de 2 gouttes de chaque élixir floral nécessaire pour 10 g de crème. La crème soigneusement mélangée sera appliquée 2 à 3 fois par jour à l'endroit concerné.

Remarque:
L'utilisation des fleurs de Bach en externe ne se fait jamais sur une plaie ouverte. Dans ces cas il faut limiter l'utilisation à la prise en interne.

Les 38 fleurs de Bach

Agrimony

Le type d'enfant

Les enfants Agrimony sont en apparence toujours joyeux et insouciant. Ils semblent toujours être de bonne humeur, font des blagues et amusent leur entourage. Souvent ils font le clown. Déjà tout petit ils ont cette attitude qui charme tout le monde. Ils sont très sociables et font rire tout le monde avec leurs blagues.

Quand ils tombent, ils sèchent leurs larmes étonnamment vite. En général ils encaissent les choses désagréables sans broncher. La nuit par contre ils souffrent souvent de rêves désagréables, dans lesquels ce qui a été opprimé durant la journée refait surface. Leur sommeil est dans la plupart des cas léger, et ils ont du mal à s'endormir à cause d'une agitation intérieure.

Les parents disent de leur enfant:
- Il ne pleure jamais, même quand il se blesse
- N'admet jamais d'être triste, essuie les larmes et essaie toute suite d'être joyeux
- Après une dispute il cherche toujours à rétablir l'harmonie rapidement
- Souffre quand il y a des désaccords
- Ne pleure que chez sa mère, ne montre rien vers l'extérieur
- Ses problèmes ne regardent personne
- Quand elle fait ses devoirs elle a besoin d'un silence total
- Quand il fait du coloriage, le moindre bruit le distrait
- Il est trop nerveux pour s'endormir
- Ça prend jusqu'à ¾ d'heure avant qu'il puisse s'endormir
- Ne s'endort qu'en écoutant de la musique
- Se réveille au moindre bruit, il a un sommeil léger
- N'arrive pas à s'endormir, tourne et se retourne dans son lit

- La nuit elle rêve et appelle Maman dans son sommeil puis reste à moitié endormi
- Soupire et respire fort dans son sommeil
- Parle en dormant
- Parfois il pleure en dormant
- Dort mal pendant la pleine lune
- Est surexcité en période de pleine lune, joue jusqu'à tard dans la soirée

Aspen

Le type d'enfant

Les enfants Aspen souffrent de peurs vagues, inexpliquées. Ils ont peur de dormir dans le noir ou d'aller seuls à la cave. Ils ont peur de choses imaginaires telles que fantômes, esprits, le monstre sous le lit ou le méchant loup. Il faut alors laisser la porte entre-ouverte, et la veilleuse allumée.

Parfois ils se sentent menacés par quelqu'un sans raison apparente. Ils se défendent alors avec véhémence et peuvent commettre des actes de violence et de destruction insensés. Le facteur irrationnel de leur comportement est ici caractéristique.

Les parents disent de leur enfant:
- Il a peur d'aller à la cave où il fait noir
- A peur du paravent, il dit que derrière il y a un esprit
- Dans les toilettes sur l'autoroute, quand le siège tourne tout seul pour le nettoyage, elle fait des crises de panique
- A peur des araignées
- Se met à flipper quand la machine à laver gargouille
- Souvent il regarde dans le vide et demande: « c'est qui ça? »
- A peur dans le noir, écoute puis demande: « c'était quoi ça? »
- Ne dort jamais la nuit sans une lampe de sel allumée
- A peur dans le noir et dort toujours avec une lampe de poche à côté du lit
- Elle a peur de rencontrer des inconnus quand elle a besoin d'aller aux toilettes la nuit
- Fait des cauchemars la nuit, se réveille et a peur d'aller voir Maman
- Fait des cauchemars ou Papa est mort et se trouve dans un autre monde

- Pleure presque chaque nuit, fait des cauchemars – voit des choses bizarres et revient à elle seulement une fois qu'elle est dans la lumière du salon
- Se réveille de cauchemars, qui continuent après son réveil, il tourne alors en rond dans sa chambre et n'arrive plus à dormir
- Fait des rêves de sorcières, hommes méchants, fantômes
- Pleure presque chaque nuit, fait des cauchemars – voit des choses bizarres et revient à elle seulement une fois qu'elle est dans la lumière du salon
- Se réveille de cauchemars, qui continuent après son réveil, il tourne alors en rond dans sa chambre et n'arrive plus à dormir
- Fait des rêves de sorcières, hommes méchants, fantômes

Beech

Le type d'enfant

Les enfants Beech se font un plaisir de se moquer des autres ce qui les rend souvent impopulaires. Mais cela ne les dérange pas, au contraire ça les incite encore plus à blesser les autres avec leurs paroles. Si la personne en face se défend ils le prennent pour une invitation à se moquer encore plus. Leur insolence n'a pas de limite et ne recule même pas devant les adultes. Ils ne respectent personne, pas même les autorités telles que parents ou professeurs. Si la mère les dispute ils en rigolent. Plus la mère hausse le ton, plus ils deviennent insolents et grossiers. Ils vont jusqu'à faire des imitations et en rigoler.

Souvent ils se plaignent des autres, n'ont aucune compréhension pour les particularités de chacun. Sont-ils victimes d'une maladresse de quelqu'un, ils s'agacent énormément de sa « stupidité » et réagissent de façon exagéré en l'insultant publiquement. Incapables d'admettre leurs propres erreurs et défauts ils réagissent avec véhémence contre toute critique les concernant.

Les parents disent de leur enfant:
- Il se moque de tout le monde
- Se plaint et trouve toujours un truc à redire
- Rouspète de tout, rien n'est jamais assez bien pour lui
- Devient méchant, dit à sa sœur « t'es bête »
- Injure d'autres enfants
- Invente des rimes méchantes pour se moquer
- Blesse les autres avec ses blagues et continue même si on le lui fait remarquer
- Dit souvent à sa sœur: « tu m'énerves »
- Trouve stupide quand sa mère chante

- Tout le dérange, tout l'énerve chez les gens
- Se réveille déjà le matin de mauvaise humeur, ne fait que rouspéter
- A l'école il tempête et crie: «vous êtes tous des merdes»
- S'il est victime d'une maladresse de quelqu'un, il dérape complètement et devient agressif
- Si quelqu'un le touche accidentellement il devient agressif, pousse ou donne des coups de pied
- Ce n'est jamais de sa faute, s'il renverse une tasse il se défend: «c'est la faute à Maman, c'est elle qui l'a mis là!»

Centaury

Le type d'enfant

Les enfants Centaury sont l'incarnation de l'enfant idéal, facile à vivre et qui ne cause jamais de problèmes. Ils sont sages, se comportent bien, travaillent avec assiduité et ne sortent jamais du cadre. Ce comportement cache une peur profonde de ne plus être aimé. Ils essaient alors de se faire bien voir par tout le monde et d'obtenir leur affection. En même temps ils craignent de se ridiculiser et de perdre cette reconnaissance si importante pour eux. Dans le cas d'un conflit ils mettent alors leurs propres besoin en arrière et laissent les autres décider. A cause de leur faible volonté ils ont du mal à dire non et se font souvent abuser.

Quand ils se font attaquer par d'autres enfants ils ne se défendent que rarement, car ils pensent que leur mère ne serait pas d'accord qu'ils se battent avec d'autres enfants. Ils se laissent faire et deviennent facilement des souffre-douleurs.

A l'école ils essaient d'obtenir de bonnes notes de peur de ne plus être aimé par les parents.

Les parents disent de leur enfant:
- Se laisse facilement entrainer, a du mal à dire non
- Elle n'ose pas dire non par peur de blesser l'autre
- Quand il joue avec d'autres enfants, il fait tout ce qu'ils veulent
- Se laisse faire, ne se défend pas et est facilement influençable
- Cède facilement à sa sœur et prend sur lui
- Ne sait pas s'affirmer, lors d'une dispute elle cède toujours
- A un énorme besoin de reconnaissance
- Essaie d'être irréprochable pour que personne ne puisse avoir une mauvaise opinion de lui

- Même quand elle a sa propre opinion, elle défend l'opinion de sa copine
- A peur qu'on se fâche quand il a une mauvaise note

Cerato

Le type d'enfant

Les enfants Cerato se font remarquer par le fait de poser sans arrêt des questions. Chaque réponse est suivie par une nouvelle question, ce qui tape facilement sur les nerfs des adultes. Parfois ils semblent poser des questions par pur ennui, sans même attendre une réponse. L'éternel « pourquoi » est devenu une habitude vide de sens.

Ces enfants donnent l'impression d'être naïfs et simples. Ils croient tout ce qu'on leur dit et se font facilement mener en bateau. Derrière cette apparence se cache une profonde insécurité intérieure. Ils ont alors toujours besoin d'un conseil et sont assez dépendants. Ils apprennent certains choses tard, comme par exemple faire leurs lacets ou s'habiller seuls.

Les parents disent de leur enfant:
- Il est très naïf et enfantin
- Elle demande beaucoup de choses
- Il pose mille questions
- Il ne sait pas comment s'habiller et demande à sa mère
- Pose des questions bêtes, par exemple quelle chaussette mettre à quel pied
- Pour prendre une décision elle a besoin d'une confirmation par quelqu'un pour être sûre d'elle
- Manque d'assurance, il lui a fallu cinq années pour connaitre les couleurs sans hésiter
- Est très fleur-bleue, recopie les erreurs de ses camarades

Cherry Plum

Le type d'enfant

A première vue un enfant Cherry Plum ne semble pas nerveux ou sous tension. Seuls des tics nerveux et des contractions incontrôlées le laissent deviner. Souvent ils se rongent les ongles, tirent nerveusement sur leurs vêtements ou grincent des dents pendant leur sommeil.

Leur tension intérieure peut s'accentuer tellement dans certaines situations, qu'ils doivent se contrôler pour ne pas perdre le contrôle, crier, taper et casser des objets volontairement. Ce qui peut vraiment arriver dans des situations extrêmes. Ce «pétage de plombs» est alors incompréhensible pour son entourage et hors de proportion par rapport à la situation.

Les parents disent de leur enfant:
- Souvent il est intérieurement tendu
- Elle semble sous pression
- Est très agité
- Se retient pour ne pas commencer à crier
- Parfois il pourrait disjoncter quand sa sœur l'embête, mais il se retient
- Quand son frère ne la laisse pas tranquille elle est à bout de nerfs
- Se ronge les ongles
- Serre les poings sans raison apparente
- N'arrête pas de trifouiller son pantalon, est nerveux
- Se ronge les ongles des pieds jusqu'au sang
- Est intérieurement tendu, pousse sa mâchoire vers l'avant
- Cligne nerveusement des yeux, les fermes sans cesse
- La nuit il grince des dents, comme si on cassait des noix dans sa bouche

Chestnut Bud

Le type d'enfant

Les enfants Chestnut Bud ont un comportement entêté et sont de mauvaise foi. Ils refusent de rendre des petits services tels que débarrasser leurs jouets de la table à manger ou arrêter de faire du bruit en mangeant. Les interdits ne sont pas faits pour eux, selon le principe: si je n'ai pas le droit je le fais d'autant plus ! Réprimandés ils répondent, ou n'écoutent pas. Ils se sentent au-dessus de tout ordre établi. Dans leur chambre s'est en conséquence le chaos. Ils ne peuvent pas accepter les règles et les transgressent systématiquement.

A l'école ils ont généralement du mal à se concentrer et se laissent facilement distraire. A cause de leur manque d'implication dans le travail ils font beaucoup de fautes d'inattention. Ils trainent pour faire les devoirs et les reportent à plus tard, contents si quelque chose les interrompt. En plus ils oublient les choses, arrivent en retard aux rendez-vous ne tiennent aucune promesse et ne sont pas fiables. Souvent ils ne finissent pas ce qu'ils ont commencé.

Les parents disent de leur enfant:
- Si sa mère l'a interdit il le fait d'autant plus
- Est têtu
- Contredit tout
- Dit toujours non, fait tout ce qu'elle ne doit pas faire, n'écoute jamais
- Lève les yeux au ciel quand elle est réprimandée
- Est rebelle et insubordonnée
- Provoque, fait volontairement tout ce qu'il ne doit pas faire
- Il a du mal à respecter les règles
- Elle fait souvent des fautes d'inattention

- Souvent il oublie le point sur les i
- Lors d'un contrôle elle a du mal à se concentrer, elle pense tout le temps à sa copine qui va venir à la maison et à quoi ils pourraient jouer
- Quand il a quelque chose à apprendre, il se laisse déconcentrer par des choses plus intéressantes
- Quand quelqu'un l'interrompt il oublie ce qu'il voulait dire
- Se laisse facilement déconcentrer quand il fait ses devoirs
- Met beaucoup de temps à faire les choses, traine, fait des grimaces, chante, n'écoute pas ; mais quand il veut il peut
- Elle oublie souvent les mots ou elle oublie ce qu'elle voulait dire
- Sa chambre est souvent en désordre, quand son père lui demande de ranger, elle met tout sous le lit
- Oublie ce que sa mère lui a demandé, oublie des choses en chemin, est dispersé
- Il a une stratégie pour éviter tout ce qu'il n'aime pas, quand sa mère lui dit de se préparer pour l'école il commence à trainer, il pense que comme ça il n'aura pas besoin d'y aller
- Remet tout à plus tard, révise juste la veille d'un contrôle

Chicory

Le type d'enfant

On reconnait facilement les enfants Chicory à leurs larmes de crocodile quand on leur refuse quelque chose ou quand les choses ne vont pas comme ils veulent. En pleurnichant ils essaient de faire pitié, et ainsi faire changer d'avis la personne en question et obtenir quand même ce qu'ils veulent. En sanglotant ils lui reprochent qu'ils n'auraient jamais ce qu'ils veulent. Ils se sentent systématiquement mal traités, sont susceptibles et boudent si on les critique car ils prennent la critique toujours de façon personnelle. Souvent ils boudent alors pendant des heures. Les parents gentils et qui manquent de force de volonté, tombent souvent dans le panneau, cèdent au chantage et se laissent carrément tyranniser par leur progéniture.

A l'école ils tombent malade juste au moment d'un contrôle. Des petits malaises tels que maux de tête ou au ventre, l'empêchent de participer aux cours quand ils n'aiment pas la matière enseignée.

Les parents disent de leur enfant:
- Est très susceptible, se met tout de suite à pleurer
- Pleure dès qu'on la critique
- Est plaintif, pleure dès que sa mère refuse la moindre chose
- Parle toujours avec une voix plaintive
- Pleure pour faire du chantage
- Même quand elle est de bonne humeur, il suffit d'un mot de travers pour totalement la déstabiliser
- Est vexé dès qu'on la critique, va dans sa chambre bouder et dit « je suis plus ta copine »
- Se sent mal aimé par sa mère

- Est vite vexé, prend mal les petites plaisanteries de ses camarades
- Est insupportable quand les autres enfants ne veulent pas jouer à la même chose qu'elle
- Dit qu'il a besoin de plus d'amour
- Essaie de faire chanter pour obtenir ce qu'il veut
- Souffre de nausées et de maux de tête quand il n'a pas envie d'aller à l'école
- Se réveille à 4 heures du matin, n'arrive plus à dormir et vient dans le lit de sa mère
- Appelle maman ou papa quand elle se réveille la nuit, celui qu'elle a appelé doit venir se coucher à côté d'elle sinon elle ne peut plus dormir
- Reproche à sa mère: «tu ne t'es pas assez occupée de moi!»
- Fait du chantage à d'autres enfants quand ils jouent, dit: «alors je m'en vais» ou encore: «si c'est comme ça je ne vais pas revenir»

Clematis

Le type d'enfant

Les enfants de type Clematis sont somnolents, rêveurs et donnent d'une certaine façon l'impression de ne pas être là. Ils vivent plus dans un monde imaginaire que dans le monde réel, et ne remarquent pas ce qui se passe autour d'eux. Cela leur cause des difficultés à trouver leurs repères dans la vie courante. Puisqu'ils rêvent les yeux ouverts, il leur arrive souvent des maladresses par manque d'attention. Par exemple ils trébuchent facilement, s'accrochent quelque part et déchirent leurs vêtements. Par mégarde ils renversent des objets ou bousculent des gens. La vaisselle se brise souvent quand ils veulent aider dans la cuisine.

A l'école, ces enfants ont des difficultés à se concentrer, leurs pensées s'évadent sans cesse. Leur esprit étant absent, ils ne peuvent pas suivre. Dans les conversations ils n'écoutent pas vraiment. Ils regardent des personnes ou des objets sans vraiment les percevoir.

Les parents disent de leur enfant:
- Elle est rêveuse, ne se concentre pas à la tâche
- Il est souvent absent dans l'esprit
- Elle donne l'impression d'être ailleurs
- C'est presque dangereux, tellement il est ailleurs que l'autre fois il serait presque tombé dans un puits.
- Très souvent, quand on lui parle, elle ne réagit pas
- Il est tellement plongé en lui-même qu'il ne réalise pas ce qui se passe autour
- Elle rêve en mangeant et finalement n'avale rien
- A l'école il regarde les oiseaux par la fenêtre et s'imagine de voler, a du mal à se concentrer

- Elle a un très grand besoin de sommeil
- Somnambule, se retrouve la nuit dans le couloir et ne sait plus où elle est
- Avance en glissant sur les fesses, trop paresseux pour se lever
- Est dans la lune, maladroit, trébuche sur ses voitures Lego
- Elle ne perçoit pas les choses autour d'elle, se cogne et tombe à l'école

Crab Apple

Le type d'enfant

Les enfants Crab Apple ne supportent pas le désordre. Leur chambre est toujours bien rangée. Les jouets sont rangés aussitôt le jeu terminé et souvent ils trient les blocs de construction ou les Lego par couleur. Ils font attention que leurs vêtements soient toujours propres et se changent tout de suite si par inattention ils se sont salis, même si la tâche est toute petite. Ils sont dégoutés par les saletés, la transpiration et les impuretés de la peau. Pour cette raison ils se lavent très souvent. Pour la même raison ils refusent d'aller aux toilettes ailleurs qu'à la maison.

Lors du repas ils exigent d'avoir leurs propres couverts, ne vont jamais gouter quelque chose de la fourchette de quelqu'un d'autre, ne boivent pas dans un autre verre que le leur et ne vont même pas mordre dans la barre chocolatée du frère ou de la sœur.

A l'école les enfants Crab Apple sont des élèves modèles. Même dans les matières qu'ils n'aiment pas ils vont avoir les meilleurs résultats.

Les parents disent de leur enfant:
- Il range toujours bien, trie les jouets et fait même le ménage
- Elle trie ses Lego: les rouges dans la boite rouge, les jaunes dans la boite jaune, les verts dans la boite verte
- Pour lui c'est important que sa chambre soit toujours rangée, si on a déplacé quelque chose il le remarque tout de suite
- Elle range même à l'école maternelle
- Ses vêtements doivent être mis de façon parfaite, la fermeture éclair de ses bottes doit être mise vers le bas comme il se doit

- Aime tellement l'ordre qu'il range les papiers sur le bureau du thérapeute
- Donne toutes les miettes et cheveux qu'elle a ramassés par terre à sa maman
- Ne mange pas un aliment ou sa sœur a déjà croqué
- Ne peut pas boire dans la bouteille de quelqu'un d'autre
- A peur d'être contaminé quand quelqu'un est enrhumé
- Quand il voit les mains sales de sa sœur il secoue ses mains de dégout ; se lave souvent les mains ; ne pourra jamais jouer dans le bac à sable
- Est dégouté par les grenouilles, lézards et araignées
- Va aux toilettes qu'à la maison ou chez les proches, ailleurs elle est dégoutée des WC
- Il change sa culotte six fois par jour

Elm

Le type d'enfant

Un enfant de type Elm est facilement surmené. Même pour des petites tâches, telles qu'aider à faire la vaisselle ou ranger leur chambre ils se plaignent: «c'est beaucoup trop, je ne vais jamais y arriver» et ce sans même avoir commencé. Ils peuvent rester des heures devant leurs devoirs, ils sont paralysés par la quantité de travail qui leur semble insurmontable. Le travail en lui-même ne leur cause pas de problème, c'est la quantité qui leur cause ce souci.

A l'école, ces enfants ont souvent des trous noirs, quand la maitresse pose une question à laquelle ils ne sont pas préparés. Tout e qu'ils ont appris disparait subitement et ils sont incapables de répondre aux questions les plus simples. Cet état est plutôt rare chez les enfants en bas âge.

Les parents disent de leur enfant:
- Il se sent dépassé à l'école
- Les devoirs, c'est souvent trop pour elle
- Il pense ne jamais y arriver quand il doit ranger sa chambre, il appelle sa mère: «Maman il faut que tu m'aides, c'est beaucoup trop pour moi»
- Les devoirs lui semblent être une montagne insurmontable, alors elle ne commence même pas
- Quand elle doit apprendre une leçon elle la connait, aussitôt qu'elle doit la dire en classe, elle ne la connait plus. Tout ce qu'elle a appris a disparu d'un coup

Gentian

Le type d'enfant

Les enfants Gentian se laissent facilement décourager. A la moindre difficulté ils abandonnent s'attendant à un échec inévitable. Ils sont alors tout de suite en pleurs et sont difficiles à convaincre d'essayer encore une fois. Typiquement ce seront les enfants en bas âge, qui refusent en pleurant de reconstruire une tour en blocs de constructions qui vient de s'effondrer.

A l'école, les enfants Gentian sont totalement découragés et déprimés après une mauvaise note et pensent ne plus jamais pouvoir réussir dans cette matière.

Les parents disent de leur enfant:
- Il est triste quand les choses ne vont pas comme il veut
- Elle rumine, quelque chose pourrait mal se passer
- Quand il joue, il dit rapidement: « ça ne marche pas »
- Si dans un jeu elle ne réussit pas tout de suite, elle abandonne vite

Gorse

Le type d'enfant

Les enfants qui ont besoin de Gorse, ont déjà beaucoup souf-ferts dans leur courte vie. Ils pensent que la situation ne peut plus changer et que leur destin est scellé. Vers l'extérieur cet état reste pourtant inaperçu. Si on leur pose une question concernant leur situation difficile ou leur maladie, ils haussent les épaules et disent: « c'est comme ça, on ne peut rien y faire, de toute façon ça ne changera pas. »

Gorse est conseillé pour tous les enfants qui se trouvent dans une situation familiale difficile ou qui souffrent de maladies dites incurables (par ex. eczéma/névrodermite). Il faut noter que la fleur peut seulement enlever le sentiment de désespoir, qui néanmoins cause souvent un blocage de la guérison.

Les parents disent de leur enfant:
- Depuis deux ans il bégaie, ça ne s'améliore pas
- Elle a peur de bégayer à l'école, alors elle prend des mots de substitution, jusqu'à présent aucune thérapie n'a aidé
- Il est découragé, parce qu'il fait toujours pipi au lit, malgré la thérapie
- Depuis un an elle a une légère névrodermite, il y a deux mois, les éruptions cutanées se sont aggravées malgré la thérapie. Puisque jusqu'à présent rien n'a aidé, l'enfant pense qu'une autre thérapie sera une perte d'argent
- Il doit souvent aller aux toilettes, il n'a qu'un rein sain, il aimerait bien deux comme tous les autres
- Elle souffre de constipation sévère depuis deux ans et demi. Elle a eu des hydrothérapies du colon et des lavements à répétition, aucune thérapie n'a marché jusqu'à présent

- Il se gratte sur tout le corps jusqu'au sang. On a tout essayé, des crèmes, des bains à l'huile, rien n'a aidé
- Elle est triste quand elle pense à son père qui ne revient plus, les parents sont séparés
- Elle souffre de constipation sévère depuis deux ans et demi. Elle a eu des hydrothérapies du colon et des lavements à répétition, aucune thérapie n'a marché jusqu'à présent
- Il se gratte sur tout le corps jusqu'au sang. On a tout essayé, des crèmes, des bains à l'huile, rien n'a aidé
- Elle est triste quand elle pense à son père qui ne revient plus, les parents sont séparés

Heather

Le type d'enfant

Les enfants Heather se font remarquer par leur comportement invasif. Ils s'imposent à tout le monde, se mêlent de la conversation des adultes et la monopolisent. Véritable moulin à paroles, ils épuisent tous ceux qui les écoutent. Quand ils ne se trouvent pas au centre de l'attention, ils essaient par tous les moyens de se faire remarquer. Par exemple ils commencent à faire des bêtises, sifflent ou chantent à voix haute ou font des bruitages pour que surtout on s'occupe d'eux.

Typiquement les enfants Heather sont très douillets. Ils se plaignent même pour des toutes petites blessures et cherchent la pitié des autres. Ainsi ils montrent leur bobo à tout le monde et se fondent en lamentations sur leur sort. Ils sont très collants et ont du mal à rester seuls.

Les parents disent de leur enfant:

- Elle veut toujours être dans les bras, refuse d'aller dans la poussette
- Il a du mal à jouer seul
- Ne sait pas quoi faire avec lui-même
- Elle n'aime pas rester seule, même dans la chambre d'enfant elle ne reste qu'avec son frère
- Répète pendant 15 minutes: « maman, maman, maman », si sa mère ne vient pas quand il l'appelle.
- Est en panique quand la mère est dans le jardin et qu'elle se trouve toute seule dans la maison
- Quand la mère va quelque part, elle la suit, veut avoir son attention 24/24
- Ne va pas se coucher seul le soir, un parent doit l'accompagner pour l'endormir

- Chaque nuit il vient dans le lit de sa mère, s'endort seul dans son lit, mais vient ensuite chez la mère
- Ne veut pas lâcher la main de sa maman devant l'école, c'en est presque théâtral
- Toujours dans les jupons de sa maman, elle n'a même pas le droit d'aller seule aux toilettes
- Devient collant quand elle est malade
- Tape sur les nerfs et pleurniche
- Pleure pour un rien, crie fort pour obtenir l'attention, dramatise tout
- Pleure fort et crie quand elle n'a pas ce qu'elle veut
- Est extrêmement collant
- Ne reste pas tranquille, bouge sur sa chaise, se balance et parle sans arrêt
- Se met devant sa mère quand elle discute avec quelqu'un, et parle sans cesse
- Veut être dans les bras, sinon elle pleure et crie
- Annonce tout ce qu'il s'apprête à faire, par ex.: « je vais aux toilettes », le matin il vient dans la chambre des parents pour leur dire qu'il va aller dans la salle de bains
- Parle en langage bébé pour avoir de l'attention
- Fait le clown, au lieu de se moucher il joue avec le mouchoir
- Est très envahissant
- A besoin de beaucoup de réconfort, s'apitoie sur lui-même
- Quand il se blesse il raconte à tout le monde: « regarde, j'ai un bobo »
- Est glouton lors des repas
- Mange comme si il était mort de faim, se goinfre vite de tout, comme si il n'y en avait pas assez pour tout le monde
- Pense toujours être lésé

Holly

Le type d'enfant

Les enfants Holly sont irritables et facilement en colère. Un rien, une petite blague, peut causer une crise de colère énorme. Si d'autres enfants se moquent d'eux, ils s'enragent. Ils jettent violemment un jouet qui ne fonctionne pas comme ils veulent, prenant le risque de le casser.

Ils sont souvent envieux des autres enfants et ont un comportement jaloux. Déjà tout petit on peut l'observer. Par exemple ils se glissent entre les parents quand ils veulent s'embrasser ou crient à l'injustice quand ils pensent qu'un frère ou une sœur sont préférés. Ce comportement commence souvent à l'arrivée d'un petit frère ou d'une petite sœur au foyer.

Les parents disent de leur enfant:
- Il se met vite en colère, même quand il joue
- Quand un truc ne lui convient pas elle devient agressive
- Si ça ne fonctionne pas comme il veut il rouspète
- Se met très vite en colère et n'est jamais content
- Elle dit d'abord non quand quelqu'un lui demande un service
- Il s'enrage facilement
- Elle est mauvaise perdante, se met en colère
- Est en colère au lit, quand il ne trouve pas sa tétine
- Quand on lui enlève quelque chose elle se met tout de suite en colère
- Souvent elle fait des crises de rage
- Parfois il fait des crises de colère, sans raison, d'un coup
- Est colérique, crie fort, pleure de colère
- Tape les pieds par terre de colère

- Quand il est en colère, il va dans sa chambre et crie, tape, se défoule
- Proteste, claque les portes et s'enferme à clé dans sa chambre
- Rouspète beaucoup
- Est jaloux, quand son frère a quelque chose qu'il n'a pas
- Réagit avec jalousie quand un autre enfant veut s'assoir sur les genoux de sa mère
- Est jalouse quand sa mère s'occupe de sa sœur ou lui fait un câlin
- Envie les familles avec moins d'enfants, chez eux chaque enfant a plus de choses

Honeysuckle

Le type d'enfant

Les enfants Honeysuckle souffrent facilement du mal du pays et s'habituent difficilement à la crèche ou à l'école. Les premiers jours ils pleurnichent sans cesse de vouloir rentrer à la maison. Puisqu'ils ne pensent qu'à rentrer à la maison, ils sont déconcentrés et participent très peu.

Après un déménagement ou un changement d'école ils parlent encore longtemps de leurs anciens amis, sans essayer de s'en faire de nouveaux. Ils se complaisent généralement dans un état nostalgique et se languissent du bon vieux temps ou tout semblait meilleur. Encore longtemps après le décès d'un proche ou d'un animal de compagnie, ils continuent à être endeuillés et tristes.

Les parents disent de leur enfant:
- Il pense toujours aux choses amusantes du passé, comme par exemple les vacances en Italie
- Elle s'accroche à son ancien biberon, ne veut pas du nouveau, aimerait bien rester petite
- Il aimerait retourner dans le temps ou son petit frère n'était pas encore ne
- Regrette le temps d'avant, les anciens jouets, regarde des photos et dit qu'avant tout était plus beau
- Parle encore de notre ancienne voiture, comment on est allées en vacances avec
- Apres le déménagement il parle encore de notre ancien appartement
- Demande souvent: « pourquoi je dois aller à l'école ? Vous ne pouvez pas me désinscrire, j'aimerais retourner à la crèche ? »

- Elle aimerait retourner habiter dans la ville ou la famille habitait avant, elle y avait plus d'amis
- Depuis des années il se languit du pays où il a grandit
- Il parle encore de notre ancien médecin de famille, avant le déménagement, ne veut pas se laisser soigner par quelqu'un d'autre
- Elle aimerait retourner à l'ancien appartement, là-bas il n'y avait pas de rue, elle pouvait faire du vélo et courir directement dans la forêt
- Au deuxième jour de la classe découverte on a été obligé de le chercher, il avait trop le mal du pays

Hornbeam

Le type d'enfant

Les enfants Hornbeam sont toujours fatigués et donnent l'impression de ne pas avoir assez dormis. Ils ont beaucoup de mal à se lever le matin pour arriver à l'heure à l'école. Ils préfèrent rester au lit toute la journée et n'arrivent pas à se mettre en route. Souvent ils se recouchent, déjà habillés, sur le canapé ou sur le lit.

En rentrant à la maison ils sont épuisés et ont d'abord besoin de se reposer. Ils trainent tout l'après-midi, sans motivation, fatigués ils ne peuvent pas profiter de leur temps libre.

Les parents disent de leur enfant:
- Le matin il est presque toujours fatigué
- Elle n'arrive pas à se lever le matin
- Il dort toute la matinée
- Elle est de mauvaise humeur au réveil
- Est fatigué au lever, sa mère doit le réveiller cinq fois
- A besoin au moins d'une heure le matin pour être vraiment réveillé
- Est souvent fatigué dans la journée, pourrait s'endormir debout
- A des problèmes de concentration à l'école, se fatigue vite
- Fait sans cesse des pauses, n'arrive pas à démarrer

Impatiens

Le type d'enfant

Les enfants Impatiens se font remarquer par leur impatience. Souvent ils poussent les autres à se dépêcher. Si par exemple leur mère s'arrête pour bavarder avec quelqu'un lors d'une promenade ils vont vite s'impatienter et la pousser à continuer leur promenade. Si leur mère ne réagit pas tout de suite, ils s'énervent, essaient de la tirer, commence à pleurer de colère, et dans leur mauvaise humeur ils oublient vite les bonnes manières.

Au jeu ils perdent vite patience, et peuvent renverser de colère une tour de construction quand les blocs ne tiennent pas et tombent à répétition. Si quelque chose n'avance pas aussi vite qu'ils veulent ils se mettent en colère. Ils n'aiment pas les jeux de patience tels que puzzles, jeux de construction ou mikado. Si les autres enfants ne vont pas assez vite, ils les poussent à se dépêcher et leur arrachent les blocs de construction dans la précipitation. En général ils ne font rien tranquillement et mangent même en temps record.

Les parents disent de leur enfant:
- Il fait tout vite, allez hop c'est fait
- Elle est impatiente, s'énerve quand elle ne réussit pas tout de suite
- S'énerve quand il faut attendre
- Est impatiente quand il faut faire la queue quelque part
- Son professeur de piano est parti cinq minutes aux toilettes, alors il est parti parce qu'il ne pouvait pas l'attendre
- Quand elle veut quelque chose elle le veut tout de suite, quand elle veut manger par exemple elle le veut sans attendre
- Rien ne va assez vite pour lui

- Elle mange vite, avale tout en un rien de temps
- Il est extrêmement impatient, pleure quand il voit le biberon et qu'il n'arrive pas assez vite dans sa bouche.
- Ne peut pas rester assis tranquille, ne mange que devant la télé

Larch

Le type d'enfant

Les enfants Larch sont très timides et inhibés. Petits ils restent collés à leur maman. Face à des étrangers ils sont impressionnés et incapables de prononcer un seul mot ou commencent à bégayer. A l'école, si on leur pose une question et qu'ils ne connaissent pas tout de suite la réponse ils s'effondrent en larmes.

En raison de leur manque de confiance et de leur peur d'échouer, ils n'osent pas faire de nombreuses choses et souvent ils n'essaient même pas. Ils souffrent de peur de l'examen à l'école et de trac lors d'une représentation comme par exemple une pièce de théâtre.

Les parents disent de leur enfant:
- Il est très timide
- Quand elle pense ne pas savoir quelque chose elle ne le fait pas
- Quand on joue il dit «papa, fais-le, je ne peux pas»
- N'ose pas, a peur de mal faire
- Quand il ne sait pas faire il n'essaie même pas
- Se plaint de mal au ventre quand on doit faire un truc nouveau, comme par exemple une fête d'anniversaire
- A peur, quand il doit faire un calcul devant la classe
- N'ose pas réciter un poème devant la classe
- Faire des divisions avec de grandes chiffres, elle n'essaie même pas et dit qu'elle n'y arrive pas de toute façon
- Lors d'un contrôle il ne pense pas être capable d'avoir une bonne note
- Elle transpire de grosses gouttes sur le front quand elle doit lire à haute voix

- A besoin de temps pour approcher les gens
- Est très timide, a peur des étrangers et de tout ce qui est nouveau
- Parle avec une toute petite voix
- Est très timide et reste en retrait. A du mal à se faire des amis

Mimulus

Le type d'enfant

Les enfants Mimulus sont peureux et réagissent sensiblement aux stimulations extérieures. Leurs craintes concernent des choses précises telles que l'orage, les cambrioleurs et même des petits chiens. Chez le médecin ils se défendent avec mains et pieds contre les piqures. Ils ont une peur bleue du dentiste, même quand il s'agit juste d'une visite de contrôle. Ils sont hypersensibles au chaud, froid, aux bruits forts et la lumière éblouissante.

Les parents disent de leur enfant:
- Il a peur du feu
- Elle craint le vent, quand la fenêtre est ouverte elle a peur que la chambre bouge
- Il a peur des monstres qu'il a vu dans un film
- Elle a peur des ballons gonflables, ils pourraient éclater
- A une énorme peur du dentiste, les soins n'étaient possibles que sous anesthésie générale
- La nuit il craint les cambrioleurs, a peur des bruits qu'il entend
- A peur de l'eau profonde
- Lors d'une dispute avec un autre enfant elle se retire, cherche sa maman en pleurant
- A peur de rester seul dans la voiture pour un petit moment
- A peur de se faire mal
- A peur de glisser sur la glace
- Quand il fait du vélo il a peur de se blesser
- Refuse de jouer aux jeux ou ça chahute, a peur que quelqu'un la pousse et qu'elle tombe

- A peur de se faire agresser quand elle va seule à l'école le matin dans le noir
- Est très peureux, n'ose pas à grimper quelque part
- A peur que les grands l'attrapent et le frappent sur le chemin de l'école
- Est très sensible à la lumière, a souvent besoin de lunettes de soleil
- Est très frileuse, même en été elle a de la chair de poule. Les autres enfants se moquent d'elle et l'appellent «poulet»
- Est sensible au froid, tremble à la piscine
- Est très sensible aux bruits
- Ne supporte pas les bruits forts tels la tondeuse

Mustard

Le type d'enfant

Les enfants Mustard ont un air triste et mélancolique. Ils regardent avec des grands yeux vides, sont immobiles et tournés vers l'intérieur. Sur la question : quelque chose ne va pas ? Ils répondent non. Même dans leur entourage on ne trouve pas de raison pour cet état sans joie.

Parfois cette tristesse se manifeste sans aucune raison puis s'en va de la même manière. Souvent il y a en permanence un fond mélancolique.

Les parents disent de leur enfant :
- Il donne parfois l'impression d'être triste et tourné vers l'intérieur
- La maitresse dit qu'elle semble triste et a un regard vide
- Parfois il est triste sans savoir pourquoi
- Parfois elle regarde avec des yeux tristes
- Regarde tristement dans le vide
- Se retire du jeu et fait une impression triste
- Est silencieux et replié sur lui-même comme un malheureux

Oak

Le type d'enfant

Les enfants Oak sont infatigables dans tout ce qu'ils font, et ne s'accordent que rarement le temps de faire une pause. Ils dépassent alors souvent le point mort et ne remarquent plus la fatigue, la faim, la soif. Ils retiennent le plus longtemps possible le besoin d'aller aux toilettes pour enfin y aller quand il est presque trop tard. Il peut leur arriver de ne pas arriver jusqu'au toilettes à temps et de faire dans la culotte. En comparaison avec d'autres enfants de leur âge, les enfants Oak semblent avoir très peu besoin de dormir. Ils renoncent à faire la sieste plus tôt que leurs camarades, et tardent à aller au lit, même quand ils baillent sans cesse de fatigue.

Contrairement à d'autres enfants, ils ne rattrapent pas le sommeil manqué quand ils ont eu le droit de se coucher tard. Le lendemain ils se lèvent à l'heure habituelle. Néanmoins les cernes sous les yeux et un dos totalement contracté témoignent de leur manque de sommeil.

Les parents disent de leur enfant:
- Il est toujours en activité, toujours en mouvement, ne se repose jamais de lui-même
- Ne sait pas s'arrêter quand elle joue
- Carbure toute la journée, sans arrêt
- Est toute la journée en train bailler mais ne fait pas de pause quand il joue
- Ca fait déjà un an qu'elle ne fait plus de sieste
- Il a seulement 4 ans et se lève tous les matins à 7h pour se coucher seulement à 22h
- Quand elle joue, elle ne se rend pas compte quand elle est fatiguée

- Il ne fait jamais de pause quand il joue et a des grands cernes sous les yeux
- Elle est tellement surexcitée qu'elle ne peut pas dormir avant 23h, elle se bat contre le sommeil même quand elle est fatiguée
- Ne veut pas se coucher, se lève sans cesse et veut encore jouer. Le matin il se réveille malgré tout à 7h
- Quand elle est fatiguée, d'un coup elle est à nouveau réveillée, ne veut plus dormir, ne reste pas couché, se lève et est plus réveillée qu'avant
- Ne vas pas aux toilettes le soir puis fait pipi au lit la nuit
- Quand elle joue elle se retient jusqu'à la dernière minute pour aller aux toilettes
- Ne veut pas aller aux toilettes alors qu'il en a besoin
- Se retient au maximum pour aller aux toilettes pendant qu'elle joue
- Se retient jusqu'à faire dans sa culotte

Olive

Le type d'enfant

Les enfants Olive ont besoin de beaucoup de temps pour se rétablir quand ils se sont épuisés au jeu, en faisant les fous ou en cours de sport. Ils ont alors besoin de beaucoup de temps pour reprendre leurs forces, et restent sans élan, sans envie de rien, totalement épuisés. Il peut même arriver qu'ils s'endorment debout en écoutant quelqu'un.

Les parents disent de leur enfant:
- Est tellement épuisé la journée, qu'il a besoin de dormir
- Est souvent épuisé, l'école lui demande beaucoup d'effort
- Le soir à 7h elle est épuisée, à plat, a vraiment besoin de vacances
- Physiquement elle est vite à plat, a des points de côté quand elle court
- Le soir il est épuisé et devient insupportable

Pine

Le type d'enfant

Les enfants Pine s'excusent tout le temps. Ils demandent pardon à plusieurs reprises même pour des broutilles. Visiblement, leurs erreurs les empêchent de trouver une tranquillité intérieure, c'est pourquoi ils se tracassent et en reparlent sans cesse. Parfois, torturés par leur mauvaise conscience, cela les empêche de s'endormir le soir.

Les parents disent de leur enfant:
- Il arrive vite et dit « pardon »
- Est très affectée quand elle a fait une bêtise et que sa mère la gronde
- Se sent coupable, quand sa copine recopie ses fautes en classe
- Quand elle a fait une erreur, elle y pense encore longtemps après. Elle doit absolument en parler, sinon la mauvaise conscience la poursuit pendant des semaines
- Parle encore de choses qu'il a mal faites il y a très long temps
- Culpabilise beaucoup, nous raconte une bêtise qu'il a fait l'année dernière et qu'il n'a pas osé nous dire à l'époque. Maintenant il a mauvaise conscience et est honteux

Red Chestnut

Le type d'enfant

Les enfants Red Chestnut ont peur pour leurs proches. Ils s'inquiètent sans cesse pour savoir si les parents et frères et sœurs vont bien. Ils craignent qu'il puisse leur arriver malheur et sont tout le temps soucieux pour cela. Ils sont souvent surprotecteurs avec leurs frères et sœurs plus jeunes et arrivent en courant dans la chambre si l'un d'eux s'est blessé ou pleure pour une raison quelconque.

Si l'un des parents est parti, ils demandent sans cesse quand maman ou papa va rentrer à la maison et quand il arrive un peu plus tard que prévu, ils s'inquiètent vite de savoir si quelque chose lui est arrivé.

Les parents disent de leur enfant:
- A peur pour sa maman, que quelque chose lui soit arrivé si elle arrive un peu plus tard à la maison et n'a pas appelé pour prévenir
- Quand il fait mauvais temps, il a peur pour son père qui doit aller travailler
- A peur que quelqu'un de la famille puisse mourir
- A peur pour son frère quand il est malade
- Marche toujours du côté de la rue sur le trottoir, pour protéger sa mère
- Pense tout le temps à ses cochons d'inde, en espérant que rien ne leur arrive

Rock Rose

Le type d'enfant

Les enfants Rock Rose ne se font pas particulièrement remarquer et ne sont au fond pas peureux. Néanmoins ils sont très sensibles, facilement effrayés et en panique. Quand ils se sentent livrés et abandonnés dans une situation, ils ont beaucoup de mal à le supporter et réagissent parfois de façon exagérée. Désespérés, en larmes ils sanglotent: « je ne peux pas supporter ça ! »

La nuit ils se réveillent souvent avec des cauchemars en criant, mais se rendorment aussi vite.

Les parents disent de leur enfant:
- Est vite effrayée
- N'aime pas quand on lui tire un pull au-dessus de la tête
- Ne se laisse pas couper les ongles, fait comme si ça lui fait mal
- Ne se laisse pas peigner les cheveux
- Ne se laisse pas laver les cheveux, aussitôt qu'on lui met de l'eau sur la tête, elle est en panique et crie
- Ne veut pas se laisser changer la couche, crie et panique
- A un problème pour mettre la ceinture dans la voiture, n'aime pas être attachée
- Fait des cauchemars avec peur de mourir, était menacé par un bélier
- Rêve qu'un loup veut la dévorer
- Rêve d'oiseaux géants qui volent dans la maison, pleure en dormant, mais se rendort rapidement
- Fait des cauchemars ou il est poursuivi par quelqu'un
- Se réveille la nuit en pleurant, s'agite et est hors de lui
- A peur dans l'ascenseur, qu'il reste coincé

- A peur dans l'avion
- Souffre de cauchemars, rêve de sa brûlure, quand son pied a pris feu et qu'il a eu une brûlure au deuxième degré

Rock Water

Le type d'enfant

Les enfants Rock Water se font facilement remarquer pas leur façon de manger. Ils refusent strictement de manger quelque chose d'inconnu et ils refusent totalement de goûter des plats inhabituels. Ils sont particulièrement têtus et ne bougent pas d'un poil de leurs convictions. Ceci se montre déjà dans la petite enfance, quand ils insistent par exemple, que la tour doit être construite de telle façon et pas autrement. Ou alors que le père doit mettre la couche de la même façon que la mère, sinon ce n'est pas bien.

Souvent ces enfants sont très sages, bien élevés et à l'école ils travaillent bien, parce qu'il faut faire des efforts. La vie est ainsi faite, sans besoin d'autres explications. Mais l'exact opposé est aussi possible: par principe ils sont fainéants ou impertinents. Ils remettent systématiquement en question la façon de faire des parents ou l'avis du professeur – sans avoir une raison quelconque.

Les parents disent de leur enfant:
- Il ne mange jamais quelque chose qu'il ne connait pas, selon le principe: «je ne mange pas ce que je ne connais pas»
- N'aime pas les changements: pas de nouvelles chaussures, nouveaux vêtements, nouveaux aliments
- Fait systématiquement le contraire par principe
- A des principes, par exemple sa mère n'a pas le droit de boire dans la tasse dans laquelle son père a bu
- Est très têtu et fait attention aux règles, surtout quand c'est sa sœur qui ne les respecte pas

- Quand sa mère s'énerve il dit: «on ne parle pas comme ça à un enfant», «mais je suis un enfant, je n'ai pas besoin d'apprendre ça»
- Le soir elle dit souvent à sa mère «je dois aller me coucher, demain il y a école»
- Reprend sa sœur: «ça ne se fait pas»
- Rien ne doit changer, tout doit rester comme avant, n'est pas tranquille jusqu'à ce que tout redevienne comme avant. Les enfants qu'il ne connait pas, n'ont pas le droit de jouer avec lui.
- Doit faire les choses dans un ordre précis
- A chaque fois que quelqu'un l'interrompt, il recommence son histoire depuis le début
- Au cabinet, quand c'est tout de suite son tour, il dit à sa mère «on a fait une erreur, on n'est pas passé dans la salle d'attente» puis n'en démord pas

Scleranthus

Le type d'enfant

Les enfants Scleranthus sont lunatiques et changeants. Leur humeur est extrêmement variable et peut changer d'une minute à l'autre: parfois ils sont déprimés, parfois pleins de joie, parfois accessibles puis totalement fermés, parfois aimables puis insupportables, à certains moments ils sont d'une tranquillité absolue et un instant après surexcités.

Leur avis change aussi vite que leur humeur. Ainsi ils commencent un jeu puis quelques minutes après ils rangent tout et en commencent un autre. Parfois ils sortent pour aller voir un ami puis reviennent déjà peu de temps après. Fréquemment ils reviennent sur leurs décisions, annulent les rendez-vous avec leurs amis qui pour cela les trouvent peu fiables.

Les parents disent de leur enfant:
- Ses humeurs sont extrêmement variables, le matin de bonne humeur et le soir le contraire
- Elle peut vite passer du rire aux larmes
- Son comportement varie entre extrêmement facile à vivre et impertinent
- Commence une chose, voit un autre truc et commence une autre chose
- Se déchire pour prendre une décision, revient souvent dessus après coup
- Pour manger elle ne sait pas ce qu'elle veut, puis veut ce que l'autre prend
- Souvent elle ne sait pas du tout ce qu'elle veut, reste assise sur l'escalier et ne peut pas décider d'aller dans le salon ou dans sa chambre

Star of Bethlehem

Le type d'enfant

Les enfants qui ont besoin de Star of Bethlehem, ont, d'une manière ou d'une autre, été blessés dans leur âme. Cela peut être causé par un malheur, des soucis, une situation choquante, la mort d'un proche ou alors une grande déception que l'enfant n'a pas supporté. Dans certains cas un traumatisme de naissance ou un choc vécu par la mère pendant la grossesse en sont à l'origine.

En raison de leur blessure intérieure, ces enfants réagissent de plus en plus sensiblement à chaque nouveau traumatisme. Ils deviennent de plus en plus vulnérables et pleurent même pour des raisons mineures comme les moqueries inoffensives d'autres enfants. Il peut aussi arriver qu'ils restent complètement immobiles, incapables de réagir. Ils ont du mal à oublier les choses désagréables et racontent encore et encore leurs expériences choquantes.

Les parents disent de leur enfant:
- Elle se rappelle encore comment quelqu'un s'est moqué d'elle à cause d'une poupée quand elle avait trois ans
- Quelqu'un l'a menacé sur l'aire de jeux
- Quand les autres l'embêtent et se moquent, il est incapable de réagir
- Depuis qu'il y a des enfants agressifs dans sa classe il est de plus en plus sous tension
- Il a compris que ses parents ont des problèmes avec sa tante, ça lui pèse
- N'a pas supporté le divorce de ses parents
- Les autres se moquent de lui à cause de sa cicatrice de brûlure, ils l'appellent « le brûlé »

- A beaucoup souffert parce que sa mère est alcoolique
- Est triste quand ses sœurs le traitent mal
- Pense souvent à des choses tristes du passé, par exemple la mort de sa tante

Sweet Chestnut

Le type d'enfant

Les enfants Sweet Chestnut désespèrent même pour des broutilles au point de croire que le monde entier s'effondre sur eux. Ce qui interpelle c'est que le degré de désespoir est disproportionné par rapport aux évènements réels. Si, par exemple, leur tour en blocs de construction tombe, ils pleurent et sont inconsolables.

Les enfants Sweet Chestnut ne savent généralement pas gérer l'échec. Quand ils ont une mauvaise note à l'école ils sont désespérés. Si quelque chose va de travers dans leurs loisirs, cela leur est insupportable.

Les parents disent de leur enfant:
- Il pleure vite quand quelque chose va de travers
- Est désespéré quand il construit quelque chose et que ça tombe
- Pleure, quand il joue et n'y arrive pas
- Est totalement désespéré quand on lui interdit quelque chose, crie et pleure de chaudes larmes
- Pleure tout de suite quand elle ne peut pas atteindre un jouet dans l'armoire parce qu'elle n'est pas assez grande
- Est désespérée quand son frère casse un truc à elle
- Fait des crises de larmes quand quelque chose va de travers
- S'il n'arrive pas faire ses devoirs il est vite découragé
- Est atterré quand il a une mauvaise note à l'école
- Quand son cheval est mort, le monde s'est effondré sur elle
- Réagit vite de façon désespérée puis n'arrive pas à dormir

Vervain

Le type d'enfant

Les enfants Vervain sont très éveillés et ont toujours quelque chose à raconter. Les yeux brillants, ils racontent leurs dernières découvertes avec grand enthousiasme. Si on ne les laisse pas parler, ils insistent et ne sont pas tranquilles jusqu'à ce qu'ils aient pu exprimer ce qu'ils ont à dire. Ils se font également remarquer par leur grande sensibilité vis-à-vis des injustices. Ils se mettent dans tous les états quand ils sont accusés injustement.

A l'école ils claquent avec les doigts ou appellent pour se faire remarquer. Souvent ils coupent la parole aux autres. Extrêmement ambitieux dans les matières qui les passionnent, leurs résultats sont souvent moyens dans les autres matières. Souvent ils sont tellement occupés par leurs loisirs, qu'ils n'ont plus de temps pour les devoirs.

Les parents disent de leur enfant:
- Il est souvent surexcité
- Quand quelque chose la passionne, elle est tellement excitée qu'elle tremble de tout son corps
- Quand quelque chose l'intéresse il le raconte à tout le monde, peu importe si c'est le moment ou pas
- Discute jusqu'à pas de fin
- Quand elle fait quelque chose elle en parle toute la journée et à tout le monde
- Est souvent surexcité quand il joue
- Est tellement pris dans son truc que sa tête devient toute rouge
- Peut se passionner pour tout, trouve tout excitant, veut tout rechercher

- Est très exigeante avec elle-même
- A l'école il veut avoir des bonnes notes dans les matières qui l'intéressent
- Est fâchée avec elle-même quand elle a fait une erreur
- Fait des excès de zèle à l'école, veut tout avoir et demande des exercices supplémentaires à faire
- Ce qui lui est important, il le fait avec beaucoup de soin, il est très critique envers lui-même et jamais content de lui
- Montre beaucoup d'empathie quand on lui raconte des histoires tristes
- Vit les films à la télé comme si il était dedans
- Essaie d'aider quand quelqu'un se fait accuser à tort
- Dit souvent « c'est pas juste »

Vine

Le type d'enfant

Les enfants Vine veulent toujours imposer leur volonté. Si les autres ne jouent pas le jeu ils deviennent vite agressifs et essaient d'utiliser la force. Il n'est pas rare que ça finisse en bagarre et tous les coups leur sont permis pour avoir le dessus. Pour se prouver à eux-mêmes à quel point ils sont forts, ils tyrannisent souvent les plus faibles.

Ils sont particulièrement impertinents vis-à-vis des parents et professeurs et se montrent inflexibles même lors de punitions sévères. A la maison, si on leur refuse quelque chose ou qu'une activité leur est interdite, ils s'enragent, crient sur les parents et essaient de les commander. Dans les cas les plus extrêmes ils en viennent aux mains. Ils peuvent se mettre dans de telles colères que dans leur rage ils se mettent à casser des objets appartenant à leurs parents ou leurs propres jouets.

Les parents disent de leur enfant:
- Tout doit être comme il le veut, sinon il fait pression et ne se calme pas
- Il fait beaucoup de bruit et parle souvent sur un ton de commandement
- Commande sa mère
- Dit aux autres enfants: « dans ma chambre on ne fout pas le bordel, allez dans le salon »
- Dit sur un ton de commandement: « il faut que vous regardiez ça maintenant »
- Ne cède pas et menace s'il n'obtient pas ce qu'il veut
- Veut toujours être le chef, c'est lui qui décide à quoi on joue
- Se fait plaisir à embêter sa sœur

- Est tyrannique avec les autres quand ça ne va pas selon sa tête
- Au jeu tout le monde doit faire comme il veut, sinon il les menace. Alors plus personne ne veut jouer avec lui
- Est incapable à se soumettre, veut toujours donner le ton
- S'énerve quand on le contredit
- Jette volontairement des choses à terre et ment, prétend que c'était son frère
- Détruit les maisons de Lego de son frère
- Frappe d'autres enfants et aussi les adultes quand elle ne peut pas avoir ce qu'elle veut
- Quand un autre enfant ne lui donne pas ce qu'il veut, il tire les cheveux
- Mord son frère quand il ne fait pas ce qu'elle veut
- Frappe sa mère dans les accès de colère, pince son père, jette des objets contre la porte
- Se met tellement en colère qu'il frappe d'autres enfants, puis il trouve ça marrant
- Impose sa volonté aux autres, est brutal, crie ou casse des choses

Walnut

Le type d'enfant

Les enfants Walnut ont du mal à se retrouver dans les situations de changement extérieures. Lors de l'entrée en crèche, la rentrée scolaire, lors d'un déménagement, changement d'école, une nouvelle nourrice ou un nouveau professeur, ils ont des difficultés à s'adapter aux nouvelles circonstances.

Les parents disent de leur enfant:
- Tout ce qui est nouveau lui cause des problèmes
- Elle a besoin de temps dans une nouvelle situation, pour s'habituer
- N'est pas d'accord pour que son père change de travail
- Souffre de troubles du sommeil depuis que sa petite sœur est arrivée
- A des problèmes avec sa nouvelle école

Water Violet

Le type d'enfant

Les enfants Water Violet donnent l'impression d'être sûrs d'eux, supérieurs, ils semblent précoces et se la racontent. Ils évitent les disputes et ne se bagarrent jamais avec d'autres enfants puisque ce serait indigne d'eux. En général ils se retirent sans dire un mot. Aux reproches ils réagissent de façon arrogante et font comme si les autres n'existaient pas. En raison de leur façon d'être indépendante, ils passent leur temps libre plutôt seuls et ont peu d'amis, ce qui ne les dérange pas du tout.

A l'école ils ont du mal à travailler en groupe, car ils ne savent pas se soumettre.

Les parents disent de leur enfant:
- Elle peut s'occuper toute seule, n'a pas besoin de quelqu'un pour jouer
- C'est un solitaire, il ne remarque pas quand les autres veulent jouer avec lui
- Etre en contact avec les autres ne l'intéresse pas, ses parents sont rarement en contact direct avec lui
- On n'arrive pas à l'approcher, il n'entend pas ce qu'on lui dit
- Ne se laisse pas consoler, ne veut pas qu'on le prenne dans les bras
- N'a pas besoin de réconfort quand elle est triste
- Ne veut pas parler à certaines personnes, regarde de l'autre coté
- Ne prend pas sa mère au sérieux
- Rigole, quand ses parents la disputent
- Est hautaine, n'accepte aucune limite
- Se sent parfois supérieure aux autres, sait mieux faire et le fait savoir

- N'a pas de respect devant l'autorité
- A l'école il manque de respect à la maitresse
- Reste assis tranquille quand sa mère menace avec des punitions, si on menace de le priver de sortie, il dit qu'il restera à la maison alors
- Se retire lors de critiques, ignore l'autre ou fait des bruits bizarres
- N'aime pas les disputes, il dit: «vous ne pouvez pas essayer de vous parler»
- Lors d'une dispute avec son frère il quitte la chambre, ne se défend pas

White Chestnut

Le type d'enfant

Les enfants White Chestnut sont toujours en train de chantonner la même chanson ou répètent la même phrase sans arrêt. Leurs pensées tournent en rond et ils sont incapables de les arrêter. Souvent il s'agit de fragments de pensées mises bout à bout sans aucun sens. Par exemple des mots entendus dans une conversation entre d'autres personnes ou des mélodies et refrains simples, entendus quelque part.

Le soir ces enfants restent souvent longtemps au lit sans pouvoir s'endormir, car leurs pensées ne les laissent pas tranquilles.

Les parents disent de leur enfant:
- Dans sa tête il y a toujours des chansons d'enfant
- Elle a des vers d'oreille sans fin
- Elle ressasse les pensées jusqu'à s'endormir, dans sa tête tournent tout le temps des chansons qu'elle a chanté à l'école
- N'arrive pas à dormir, a des pensés qui tournent
- Répète sans cesse la même phrase, comme un disque rayé
- Chantonne toujours la même chanson

Wild Oat

Le type d'enfant

Les enfants Wild Oat s'ennuient en permanence. Ils ne savent pas quoi faire, trainent et s'ennuient à mort. Sans motivation, ils commencent un truc puis un autre sans jamais sembler trouver quelque chose qui éveille leur intérêt ou qui les amuse. Ils sont toujours insatisfaits et ne se laissent motiver par rien. Généralement ils ont du mal à se décider pour quelque chose.

A l'âge d'écolier, les enfants Wild Oat ne savent pas quoi faire de leur temps libre et trainent tout l'après-midi sans rien faire. Souvent ils passent leur temps devant la télévision, même quand il fait beau dehors.

Les parents disent de leur enfant:
- La plupart du temps il n'a envie de rien
- Elle s'ennuie quand il n'y a personne pour jouer
- Elle s'ennuie souvent, ne sait pas à quoi jouer
- Ne sait pas quoi faire pendant les vacances
- Perd son temps devant la télé parce qu'il s'ennuie
- A du mal à se décider si les parents n'indiquent pas un objectif clair
- Ne sait pas ce qu'il veut, quand il veut acheter quelque chose, trop de choses lui plaisent
- Quand il faut se décider il aimerait tout avoir, s'il faut choisir entre quatre sucettes il les veut toutes
- Ne sais pas par quel jeux commencer, alors sa mère ne lui donne qu'un jouet à la fois

Wild Rose

Le type d'enfant

Les enfants Wild Rose sont intérieurement résignés et se laissent complètement aller. A cause de leur résignation profonde ils manquent d'entrain, n'ont envie de rien et ne se laissent pas passionner non plus. La vie a pour eux déjà perdu tout attrait.

Parfois les enfants plus âgés s'isolent de leurs amis, ne se laissent motiver par rien et n'ont envie de rien non plus. Ils restent toute la journée dans leur chambre en écoutant de la musique. Puisque tout semble dépourvu de sens, ils ne font aucun effort pour changer quelque chose à la situation.

Les parents disent de leur enfant:
- Il n'a plus d'espoir et il ne se souvient pas de son accident grave
- Elle se retire vite et est résignée

Willow

Le type d'enfant

Les enfants Willow sont rancuniers et ont beaucoup de mal à pardonner. Si un autre enfant les a insulté ou blessé d'une quelconque façon, ils ne veulent plus jamais jouer avec lui. Néanmoins ils ne se plaignent que rarement des autres ni les disputent, mais gardent leur colère en eux en attendant amèrement de pouvoir se venger.

Si les parents les punissent injustement ou les traitent mal, ils se retirent, ne disent rien et évitent le contact avec eux.

Les parents disent de leur enfant:
- Il n'oublie jamais ce qu'on lui a fait, est très rancunier
- Pendant longtemps il ne peut pas oublier les choses, souvent jusqu'à ce que l'autre se soit racheté ou que lui-même ai fait un truc encore pire pour se venger
- Ne parle plus à quelqu'un qui a cassé quelque chose volontairement
- Ne se défend pas quand quelqu'un lui fait du mal, des jours après vient la revanche
- Ne peut pas pardonner à sa maitresse, elle l'a traité de façon injuste, y pense encore cinq ans après.

Rescue Remedy

Le Rescue Remedy est un mélange de fleurs de Bach pré préparé, développé par le Dr. Bach comme remède de premier soin dans tout genre de situations d'urgence. Celui-ci, aussi connue comme remède d'urgence, se compose des essences florales suivantes:

Star of Bethlehem, Cherry Plum, Rock Rose, Impatiens & Clematis

L'utilisation de ce mélange va de l'urgence émotionnelle, telle qu'une peur aigue, une mauvaise nouvelle etc. à des blessures corporelles, des brulures légères et des accidents.

En raison de son grand spectre d'utilisation, le Rescue Remedy est le remède idéal à avoir dans son armoire à pharmacie. Il est aussi très utile d'en avoir dans son sac ou dans sa voiture lors des déplacements. Si aucun verre d'eau n'est à portée de mains, il est possible de mettre les gouttes directement sur la langue.

Remarque:

Le Rescue Remedy a été conçu pour les cas d'urgence, il n'est pas adapté à un usage de longue durée.

Utilisation des fleurs de Bach

En soutien dans certaines situations

Les fleurs de Bach peuvent être une aide précieuse pour les soucis d'enfants qui empêchent l'épanouissement de leur personnalité et le développement de leurs talents. Généralement il est facile de voir dans le comportement de l'enfant, de quel remède il a besoin pour ce faire. Pour vous aider à trouver la fleur en question rapidement, sans avoir des connaissances approfondies, nous avons regroupés les fleurs de Bach les plus couramment utilisées par type de situation.

Les exemples d'utilisation ci-après ne représentent qu'un petit nombre des choix possibles. Néanmoins il est utile de lire la description de la fleur concernée, pour vérifier qu'elle correspond bien à votre enfant. Ici il n'est pas nécessaire que tous les points s'appliquent.

Difficultés à se lever:
Hornbeam: Est fatigué le matin et a du mal à sortir du lit.

Difficultés à s'habiller:
Rock Rose: N'aime pas quand on lui tire le pull au-dessus de la tête, se sent livré et panique

Heather: Fait le clown quand ses parents veulent l'habiller

Chestnut Bud: Traine quand il doit s'habiller, part à la dernière minute de la maison, et rate souvent son bus

Clematis: Traine parce qu'il rêve et ne voit pas le temps passer

Cerato: Manque d'autonomie, a besoin de l'aide des parents pour s'habiller et apprend tardivement à faire ses lacets

Wild Oat: Reste planté devant son armoire et ne sait pas quoi mettre

Difficultés pour manger :
Crab Apple: Est facilement dégouté, ne boit jamais au même verre que ses frères et sœurs, ne va jamais gouter avec la cuillère de quelqu'un d'autre
Rock Water: Ne goute jamais quelque chose de nouveau, selon le principe « ce que je ne connais pas, je ne mange pas »
Vervain: Raconte lors du repas, la nourriture refroidit
Heather: Fait le clown sur sa chaise et ne mange pas pour avoir l'attention
Chestnut Bud: Fait du bruit en mangeant, mâche la bouche ouverte, n'écoute aucune réprimande

Difficultés lors de la rentrée à l'école :
Honeysuckle: Rentre à la maison avant l'heure, souffre du mal du pays
Walnut: N'arrive pas à se faire à la nouvelle situation

L'enfant se fait remarquer à l'école :
Heather: Essaie sans cesse d'avoir l'attention, fait des bruits pendant la classe, fait claquer sa langue, coupe la parole, fait crépiter du papier
Larch: Est timide, n'ose pas prendre la parole, parle à voix basse et bégaie d'émotion
Vine: Frappe sans raison les enfants plut petits ou plus faibles, est violent et essaye de blesser l'autre enfant
Chicory: Boude quand il est critiqué, fond en larmes

Chestnut Bud: Est buté, rebelle, ne peut pas respecter les règles
Centaury: Copie le comportement d'un autre enfant pour obtenir son affection, devient subitement insolent et se comporte mal à l'école, alors que ce n'était pas dans ses habitudes jusqu'à présent

L'enfant ne se concentre pas à l'école:
Clematis: Regarde par la fenêtre et rêvasse
Chestnut Bud: N'a pas envie, s'occupe à faire autre chose, dessine par exemple sur la feuille de travail ou joue au mikado avec les crayons de couleur

Difficultés d'apprentissage:
Clematis: Rêvasse et ne se concentre pas, oubli de suite ce qu'il vient de lire
Chestnut Bud: Travaille de façon superficielle, est négligent et fait beaucoup de fautes d'inattention
Agrimony: ne peut se concentrer sur son travail que quand il y a un silence total dans la pièce

Peurs de l'examen:
Larch: A cause de son manque de confiance il angoisse pendant des semaines avant un examen, l'angoisse augmente au fur et à mesure que la date approche, pendant l'examen il peut se calmer dès qu'il s'aperçoit qu'il en est capable, souffre souvent aussi du trac.
Elm: N'a pas peur avant l'examen, mais si on lui demande quelque chose qu'il ne sait pas il

perd tous ses moyens – d'un coup tout ce qu'il a appris disparait

Problèmes avec les devoirs – traine pendant des heures
Chestnut Bud : N'a pas envie, repousse à plus tard
Elm : Se sent surchargé, ne sait pas par où commencer

Problème de rester seul/sans les parents
Heather : Ne veut pas jouer seul, ne veut pas dormir seul, vient dans le lit des parents la nuit, se plaint quand il doit aller dans son propre lit
Chicory : Veut toujours avoir quelqu'un autour, veut dormir dans le lit des parents, est inconsolable et pleure quand il doit aller dans son lit

Problèmes avec les loisirs :
Wild Oat : Ne trouve rien pour s'occuper, se plaint d'ennui, ne sait pas quoi faire de son temps
Vervain : Est tellement passionné par un jeu ou par une activité qu'il perd tout intérêt pour autre chose et néglige les études et les activités sociales
Water Violet : Joue seul, est solitaire, ne cherche pas le contact avec d'autres enfants
Heather : Est incapable de s'occuper seul, a toujours besoin de quelqu'un autour

Problèmes avec les décisions :
Scleranthus N'arrive pas à se décider, balance entre deux possibilités, revient souvent sur la décision prise

Cerato:	Est incapable de prendre une décision seule, demande toujours l'avis des parents
Wild Oat:	Est d dépassé quand il faut prendre une décision parce qu'il ne sait pas ce qu'il veut

Problèmes avec les frères et sœurs:

Holly:	Est jaloux et envieux, fait un scandale quand il pense qu'un frère ou une sœur est privilégié, se met vite en colère et se querelle souvent
Centaury:	S'adapte sans rien redire à tout ce que ses frères et sœurs veulent, fait tout ce qu'ils lui demandent
Vine:	Commande ses frères et sœurs, les frappe si ils ne lui obéissent pas
Water Violet:	Reste toujours en dehors des disputes, ne se défend même pas quand il est attaqué

Difficultés avec l'ordre:

Chestnut Bud:	Est extrêmement désordonné, ne range jamais, la chambre est une catastrophe
Crab Apple:	Est extrêmement maniaque, la chambre est toujours rangée, les jouets triés par ordre

Problèmes de sommeil:

White Chestnut:	Ne peut pas s'endormir à cause des pensés ou des mélodies qui tournent dans la tête
Agrimony:	Malgré son calme pendant la journée, une fois au lit il est torturé par une agitation et n'arrive pas à dormir, le sommeil est léger et souvent accompagné de rêves désagréables, se réveille au moindre bruit, n'arrive pas à dormir lors de la pleine lune

Oak:	Va souvent au-delà du point mort, ne se repose pas quand il est fatigué, est surexcité le soir et n'arrive pas à dormir, souvent il ne veut pas dormir non plus, essaie de rester éveillé de toutes ses forces
Vervain:	Veut encore jouer le soir, ne veut pas aller dormir, a peur de rater quelque chose
Cherry Plum:	Est complètement tendu, reste dans son lit et ne peut pas lâcher prise
Aspen:	A peur dans le noir, ne veut dormir qu'avec une lumière
Clematis:	A un besoin exagéré de sommeil, est fatigué malgré un temps de sommeil suffisant par rapport à son âge

Cauchemars:

Rock Rose:	Se réveille d'un cauchemar en criant, puis se rendort rapidement
Aspen:	Se réveille d'un cauchemar et l'effroi continu à le poursuivre, n'ose plus se rendormir et laisse la lumière allumée toute la nuit

Remarque:
Les différentes rubriques évoquées servent uniquement pour aider à trouver l'élixir floral adéquat plus facilement. Il ne faut en aucun cas les comprendre comme des «mélanges pré préparés». Pour un problème en particulier il faut uniquement donner la fleur appropriée. Néanmoins il est possible d'aborder plusieurs problématiques dans un mélange.

Il faudra donner les fleurs jusqu'à disparition des problèmes, mais pas plus de 3–4 semaines. Si après ce temps aucune amélioration n'est constatée, il est possible que ce ne soient pas les bonnes fleurs qui aient été administrées. Dans ce cas, il est conseillé de réétudier les descriptions de fleurs afin de trouver les bons élixirs floraux. Si aucune amélioration ne peut être constatée, il est possible qu'il s'agisse d'un problème chronique. Dans ce cas il est conseillé de consulter un thérapeute expérimenté.

Soutien en cas de maladie

Les fleurs de Bach ne peuvent pas seulement aider pour les difficultés d'ordre émotionnel, mais aussi pour les problèmes corporels et les maladies. Elles peuvent être utilisées, sans limitation, en complément à d'autres méthodes de traitement ou d'autres médicaments. Il n'est pourtant pas possible de classer les fleurs selon des symptômes corporels. Ici aussi on les utilise en fonction des indications émotionnelles tout comme pour le traitement des états émotionnels négatifs. L'état émotionnel de l'enfant est le premier indice indiquant de quelle fleur l'enfant a besoin au moment où les premiers symptômes se manifestent.

Par exemple, un enfant a le trac pendant plusieurs jours avant la présentation d'un spectacle, car ce sera la première fois qu'il sera sur une scène. La veille du spectacle il se plaint de maux de ventre. Dans ce cas l'enfant aura besoin de Larch puisque le lien avec le trac est évident.

Dans un autre exemple, un enfant est très en colère depuis plusieurs semaines, il s'énerve même pour des broutilles. Puis un jour il a de la fièvre et mal à la tête. Dans cet exemple aussi, c'est l'état émotionnel – la colère – l'indice qui indique la fleur dont il a besoin, dans ce cas Holly. Le lien entre la maladie et l'état émotionnel n'est pas toujours évident, pour le diagnostic cela n'a pas d'importance, il est suffisant de savoir quel est l'état émotionnel actuellement prédominant.

Dans certains cas on peut observer que des « signes avant-coureurs » précédent la déclaration d'une maladie – l'enfant semble d'une certaine manière différent. Par exemple un enfant habituellement très calme devient d'un coup étonnamment collant. Quelques jours après il a de la fièvre. Dans ce cas la fleur indiquée est Heather. Cette façon de réagir peut servir de prévention, dès qu'on remarque le changement subit de l'état émotionnel on peut donner l'élixir floral indiqué. Cela peut souvent éviter l'apparition de la maladie ou au moins en diminuer la gravité.

Traitement des blessures

Des blessures telles qu'écorchures, entorses, hématomes ainsi que les brûlures légères peuvent être traités avec Star of Bethlehem. Dans le cas où le tissu cellulaire est atteint, comme par exemple lors d'une entorse sévère où le périoste est blessé, ainsi que pour les fractures, la fleur Rock Rose est indiquée. Puisque aussi bien Star of Bethlehem que Rock Rose se trouvent dans le Rescue-Remedy, il est plus simple de l'utiliser sous forme de crème. Pour les plaies ouvertes il faut se restreindre à la prise en interne.

Lors d'un étirement de ligament ou de tendon, des déchirements musculaires et des courbatures, c'est la fleur Elm qui est indiquée. Les endroits concernés doivent ici être traités en externe sur le corps, au choix, soit avec une crème soit avec des compresses.

Un regard sur les Nouvelles Thérapies avec les fleurs de Bach

Les zones cutanées des fleurs de Bach

Les zones cutanées des fleurs de Bach sont une découverte de Dietmar Krämer. Il a observé des changements caractéristiques dans l'aura des patients ayant des troubles corporels résistants à la thérapie. Il s'agissait de creux, qu'il pouvait sentir avec sa main. Il se posait alors la question si ce phénomène étrange pouvait être utile pour le traitement des patients et commença à faire des recherches concernant ces creux. Puis il essaya de trouver des traitements thérapeutiques ciblés qui permettraient de fermer ces « trous dans l'aura ».

Puisque l'aura – notre corps émotionnel – est en relation direct avec nos émotions, il commença à traiter ces « trous d'aura » avec les fleurs de Bach. Sa réflexion était que, suite à la fermeture des trous, le patient pourrait éventuellement prendre conscience de ses états émotionnels négatifs, et ainsi donner des indications thérapeutiques utiles pour son prochain mélange de fleurs de Bach.

Lors de son premier essai ciblé avec l'utilisation en externe des fleurs de Bach, Dietmar Krämer est très surpris, car non seulement les « trous dans l'aura » se sont fermés en quelques secondes, mais les troubles corporels du patient ont disparus en même temps. Celui-ci a pu partir du cabinet sans plus aucune douleur. Encouragé par ce succès il recherche systématiquement toute la surface corporelle et a découvert au total 243 zones cutanées qu'il appela « zones cutanées des fleurs de Bach ».

La découverte des zones cutanées des fleurs de Bach est une étape importante pour la thérapie des fleurs de Bach. Grâce à cette découverte, il est pour la première fois possible de traiter des troubles corporels de façon ciblé avec les fleurs de Bach. La fleur de Bach en question peut être déterminée directement par rapport à la localisation du problème. Le traitement externe à cet endroit avec des compresses ou l'utilisation d'une crème de fleurs de Bach, s'avèrent presque toujours plus efficaces que la seule prise des fleurs en interne. Le temps de guérison est en règle générale raccourci de façon important. Souvent seul le traitement local de la zone perturbée mène à une amélioration. Dietmar Krämer a pu observer un certain nombre de cas, où la fleur concernée, prise en interne sur une longue période (parfois même sur plusieurs mois) n'a apporté aucune amélioration du trouble physique. Après l'utilisation de la même fleur localement en externe, les troubles se sont rapidement améliorés. Inversement, des troubles émotionnels sont souvent résolus plus rapidement, quand en complément de la prise en interne, les zones des fleurs les plus importantes sont traitées en externe, même si aucun trouble physique n'a été constaté.

Un autre aspect des zones cutanées est le fait de pouvoir vérifier un diagnostic établi lors de l'entretien, de façon objective. Ceci repose sur le fait que toutes les zones appartenant à une fleur de Bach se déforment, si l'état émotionnel négatif est présent chez le patient. Si par exemple le patient se plaint d'être épuisé, il y a deux fleurs possibles: Hornbeam (fatigue et épuisement suite à un surmenage mental) et Olive (épuisement physique général). Parfois il est difficile, suite à l'entretien, de déterminer laquelle des deux est indiquée. Dans ce cas il est possible de déterminer, par un toucher de l'aura, quelle zone cutanée est perturbée et ainsi de différencier les deux fleurs.

C'est la raison pour laquelle Dietmar Krämer enseigne le « toucher de l'aura » dès le premier niveau de formation. Avec cette technique, chacun a, avec un peu d'entrainement, la capacité de sentir les contours de l'aura.

Quelques années plus tard, Dietmar Krämer a découvert que les « trous dans l'aura » se ferment également avec certaines huiles essentielles et pierres précieuses. Les huiles essentielles et pierres précieuses sont alors un complément thérapeutique important. Celles-ci sont souvent nécessaires pour le traitement de troubles physiques et émotionnels chroniques en supplément des fleurs de Bach.

Le système des rails des fleurs de Bach

Le Dr. Bach souhaitait la « simplicité de la thérapie ». Ce concernant il écrivait:

« J'aimerais que ce soit aussi simple: Quand j'ai faim je vais dans le jardin chercher une salade. Quand j'ai peur je prends une dose de Mimulus. »

Le principe de simplicité, tel que le Dr. Bach l'a décrit, se trouvait pour Dietmar Krämer confirmé uniquement concernant les cas aigus. Ici les élixirs floraux nécessaires se montraient de façon évidente dans la situation, et le succès thérapeutique était souvent immédiat.

Pour le traitement de problèmes corporels présents depuis plus longtemps, Dietmar Krämer a observé que le diagnostic est souvent moins évident, et que souvent plusieurs fleurs entrent en jeu. Puisqu'il n'est pas possible d'utiliser autant d'élixirs floraux simultanément, il est obligé d'expérimenter avec différents mélanges. Selon amélioration ou stagnation il continue ensuite à prescrire uniquement les fleurs du mélange qui ont donné les meilleurs résultats. Dans l'ensemble les résultats obtenus par cette méthode ne sont pas très satisfaisants.

Mais il a pu observer un autre phénomène singulier, qui apparait lors de la prise de certaines fleurs en particulier. Par exemple il peut arriver qu'un état émotionnel s'aggrave continuellement, alors que la fleur y correspondant ne se trouve pas dans le mélange actuel. Ainsi s'aggrave par exemple un état Pine suite à la prise de Centaury.

Avec le temps, Dietmar Krämer s'est rendu compte qu'un état négatif est le produit d'un autre qui l'a précédé. Par exemple un état négatif de Centaury (manque de délimitation, ne sait pas dire non) sera compensé par une délimitation agressive (Holly). Si ensuite la compensation échoue (l'autre est blessé et se retire), alors la personne concernée tombe dans l'état de décompensation, il est torturé par le sentiment de culpabilité (Pine).

Dietmar Krämer nomma cette suite de fleurs « rails ». Au début il y la « fleur de communication ». Elle représente la façon dont la personne communique avec son entourage. Si à ce stade il y a un souci, le problème sera tôt ou tard compensé. Quand la compensation échoue, s'installe le stade de décompensation.

Cette relation entre les fleurs doit être prise en compte lors du traitement de problèmes chroniques, ainsi les états émotionnels négatifs doivent être traités en sens inverse de leur apparition. Si par exemple un patient a besoin de Centaury, Holly et Pine, on lui prescrira pour son premier mélange de ce rail uniquement Pine. Quand, grâce à la prise de Pine cet état s'est résolu, on peut descendre à Holly et de la même façon plus tard à Centaury. De cette manière il est aussi possible de travailler de façon systématique dans les cas chroniques et d'avancer de façon ciblé, des symptômes plus superficiels vers les problèmes plus profonds. L'évaluation à l'aide des rails montre le chemin thérapeutique à suivre. L'expérimentation avec différents mélanges n'est plus nécessaire.

En relation avec les rails de fleurs de Bach, Dietmar Krämer a découvert un autre phénomène, encore plus important : Il a observé, qu'il ne faut jamais prescrire les trois fleurs d'un même rail en même temps, même si le patient aura besoin des trois. La prise des trois fleurs simultanées produit un déséquilibre énergétique, ce qui dans la plupart des cas peut mener à une aggravation sévère aussi bien des troubles physiques qu'émotionnels. Pour cette raison il faut faire très attention de ne jamais prescrire les trois fleurs d'un même rail simultanément.

Annexe

Index alphabétique des fleurs de Bach avec leurs appellations en français et latin

Nom anglais	Nom français	Nom botanique
1. Agrimony	Aigremoine	Agrimonia eupatoria
2. Aspen	Tremble	Populus tremula
3. Beech	Hêtre	Fagus sylvatica
4. Centaury	Centaurée	Centaurium umbellatum
5. Cerato	Plumbago	Ceratostigma willmottiana
6. Cherry Plum	Prunier d'ornement	Prunus cerasifera
7. Chestnut Bud	Bourgeon de marronnier	Aesculus hippocastanum
8. Chicory	Chicorée	Cichorium intybus
9. Clematis	Clématite	Clematis vitalba
10. Crab Apple	Pommier sauvage	Malus pumila
11. Elm	Orme	Ulmus procera
12. Gentian	Gentiane	Gentiana amarella
13. Gorse	Ajonc	Ulex europaeus
14. Heather	Bruyère	Calluna vulgaris
15. Holly	Houx	Ilex aquifolium
16. Honeysuckle	Chèvrefeuille	Lonicera caprifolium
17. Hornbeam	Charme	Carpinus betulus
18. Impatiens	Impatiente	Impatiens glandulifera
19. Larch	Mélèze	Larix decidua
20. Mimulus	Mimule tacheté	Mimulus guttatus
21. Mustard	Moutarde	Sinapis arvensis
22. Oak	Chêne	Quercus robur
23. Olive	Olivier	Olea europaea
24. Pine	Pin sylvestre	Pinus sylvestris
25. Red Chestnut	Marronnier rouge	Aesculus carnea
26. Rock Rose	Hélianthème	Helianthemum mummularium
27. Rock Water	Eau de sources bienfaisantes	
28. Scleranthus	Gnavelle	Scleranthus annuus
29. Star of Bethlehem	Dame d'onze heures	Ornithalogalum umbellatum
30. Sweet Chestnut	Châtaignier	Castanea sativa
31. Vervain	Verveine	Verbena officinalis
32. Vine	Vigne	Vitis vinifera
33. Walnut	Noyer	Juglans regia
34. Water Violet	Hottonie des marais	Hottonia palustris
35. White Chestnut	Marronnier	Aesculus hippocastanum
36. Wild Oat	Brome ramifié	Bromus ramosus
37. Wild Rose	Eglantine	Rosa canina
38. Willow	Saule	Salix vitellina

Tableau de rails des fleurs de Bach

Agrimony – Vervain – Sweet Chestnut
Centaury – Holly – Pine
Cerato – Vine – Wild Oat
Chicory – Red Chestnut – Honeysuckle
Clematis – Impatiens – Mustard
Gentian – Willow – Wild Rose
Impatiens – Olive – Oak
Mimulus – Heather – Mustard
Rock Rose – Agrimony – Cherry Plum
Scleranthus – Rock Water – Crab Apple
Vervain – Hornbeam – White Chestnut
Water Violet – Chestnut Bud – Beech

Remarque:
Ne jamais donner les trois fleurs d'un même rail simultanément.

Les Auteurs

Dietmar Krämer étudia d'abord la physique pour ensuite effectuer sa formation de Praticien de Santé. En 1983 il ouvrit son propre cabinet et intervint en tant qu'enseignant dans des écoles de naturopathie à Würzburg et Francfort/Main. En 1987 il découvrait la première Zone Cutanée des Fleurs de Bach – le début des «Nouvelles Thérapies avec les Fleurs de Bach». Fort de ses connaissances en travaux scientifiques, il commença une recherche systématique des zones cutanées. Il en résulte une véritable percée dans le traitement des troubles corporels chroniques avec les fleurs de Bach, ce qui peut être considéré comme un véritable tournant dans la thérapie avec les fleurs de Bach. La première publication de ses découvertes fut en 1989 dans les best-sellers des éditions Ansata «Nouvelles Thérapies avec les Fleurs de Bach 1+2». Depuis il transmet sa connaissance lors de séminaires dans les pays germanophones. En 1997 il créa le Centre International des Nouvelles Thérapies, afin de proposer le programme des séminaires dans d'autres pays de langue étrangère. A ce jour il a formé des milliers de thérapeutes lors de plus de 400 séminaires en Allemagne et à l'étranger.

Hagen Heimann, praticien de santé, s'occupe depuis 1989 de différentes formes de thérapie avec les essences florales. Sa première rencontre avec Dietmar Krämer fut par hasard en 1992. Depuis ils s'échangent inlassablement. Dans les années 1997–2006 il accompagna Dietmar Krämer à quasi tous ses séminaires et ateliers. Après avoir occupé le poste d'assistant dans le «Cabinet de traitement analgésique», spécialisé en thérapie neuronale à Gelnhausen, il rejoint en 1999 le «Cabinet des Nouvelles Thérapies» de Dietmar Krämer. La même année est également édité le livre co-écrit avec Dietmar Krämer:

Les Types des Fleurs de Bach. Il quitta alors son poste d'enseignant pour former des praticiens de santé et devint vice-directeur du Centre International des Nouvelles Thérapies pour enseigner à l'étranger. Depuis il anime des séminaires en Autriche, Suisse, Pays-Bas, France, Serbie et Russie. A Taiwan il enseigne régulièrement les Nouvelles Thérapies avec les Fleurs de Bach selon Dietmar Krämer, à diveres universités.

Index littéraire

Hagen Heimann, Tout sur les fleurs de Bach et les nouvelles thérapies avec les fleurs de Bach, Edition BoD

Dietmar Krämer, Helmut Wild, Nouvelles Thérapies avec les fleurs de Bach, Edition Ulmus, London

Internet:

Dietmar Krämer, Neue Therapien mit Bach-Blüten, ätherischen Ölen und Edelsteinen
www.sanfte-therapien.de

Hagen Heimann, Eine neue Sichtweise in der Bach-Blütentherapie
www.hagen-heimann.de

Silke Patel
www.fleurs-bach.com

Formations

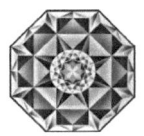

Centre International des Nouvelles Thérapies avec les fleurs de Bach, huiles essentielles et pierres précieuses
Directeur: Dietmar Krämer;
Vice-directeur: Hagen Heimann

E-Mail: info@bach-blueten-ausbildung.de
Internet: www.bach-blueten-ausbildung.de
BRD: Postfach 1712 · D-63407 Hanau · Fax: 0 6181-2 46 40

Le Centre International des Nouvelles Thérapies avec les fleurs de Bach, huiles essentielles et pierres précieuses a été fondé pour

- Présenter les Nouvelles Thérapies publiquement
- Proposer des conférences et des ateliers à tout public intéressé
- Proposer aux thérapeutes une formation approfondie et,
- Servir à l'échange d'expériences entre pratiquants

Actuellement, le Centre International des Nouvelles Thérapies travaille dans sept pays et dans quatre langues. Responsables pour chaque pays sont les centres locaux à Hanau/Allemagne, Merate/Italie, Badhoevedorp/Pays Bas, Maskeret Batya/Israël et Paris/France.

Le programme de formation complet en «Nouvelles Thérapies selon Dietmar Krämer» comprend 9 modules, composés de 4 séminaires et 5 ateliers. Notre programme de formation comprend:

- Les caractéristiques de chaque fleur et les liens entre les fleurs
- Evaluation et hiérarchisation à l'aide des rails de fleurs de Bach
- Diagnostic sensitif de l'aura pour trouver les zones cutanées perturbées
- Utilisation des huiles essentielles et des pierres précieuses sur les zones cutanées des fleurs de Bach
- Bases de l'acupuncture chinoise pour une compréhension approfondie des rails des fleurs de Bach
- Diagnose des chakras et thérapie des chakras avec exercices pratiques
- Méthodes de traitement complémentaire avec les couleurs, sons et métaux dans les cas de blocages thérapeutiques
- Travail en commun sur le déroulement thérapeutique grâce à des études de cas toujours renouvelés

Pour les parents intéressés par un approfondissement des fleurs de Bach, nous proposons les ateliers journaliers suivants:

Les fleurs de Bach pour votre enfant
- Les bases de la thérapie des fleurs de Bach, diagnostic et traitements pour enfants

Nouvelles Thérapies avec les huiles essentielles et pierres précieuses
- Utilisation des huiles essentielles et pierres précieuses en lien avec les zones cutanées des fleurs de Bach

Contact

Internationales Zentrum für Neue Therapien
Postfach 1712
D-63407 Hanau
Fax: 0 61 81- 2 46 40
E-Mail: info@dietmar-kraemer.de
Internet: www.dietmar-kraemer.de

Contact France

Centre International des Nouvelles Thérapies
Silke Patel
9 rue Dautancourt
75017 Paris
Tel.: 09 52 17 57 44
E-Mail: lequilibrenaturo@gmail.com
Internet: www.fleurs-bach.com

Approvisionnement

Pour les fournitures concernant les nouvelles thérapies avec les fleurs de Bach, huiles essentielles et pierres précieuses

Isotrop®-Versand
Peter Latsch
Frankfurter Str. 155
D-65520 Bad Camberg
E-Mail: info@isotrop.de
Internet: www.isotrop.de

Hagen Heimann

Tout sur la thérapie des fleurs de Bach et les Nouvelles Thérapies avec les fleurs de Bach d'après Dietmar Krämer

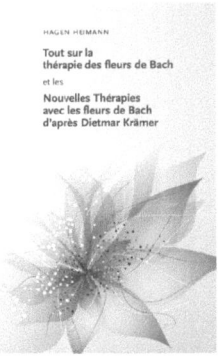

Dans ce livre, Hagen Heimann, présente l'éventail complet de la thérapie des fleurs de Bach. De la découverte par Edward Bach jusqu'au développement des « Nouvelles Thérapies » par Dietmar Krämer. Dans un style facilement compréhensible, ce naturopathe (Heilpraktiker diplômé) expérimenté, décrit les indications pour chaque fleur, la technique d'entretien, les différentes possibilités de diagnostic et la différenciation des méthodes de traitement pour les cas chroniques et les cas aigus. Il décrit en détail les formes d'utilisation diverses telles que la prise en interne ou l'utilisation sur les zones cutanées des fleurs de Bach en externe. Il explique aussi de façon approfondie, les différents niveaux théra-peutiques (niveau énergétique, émotionnel et mental) ainsi que les compléments thérapeutiques aux fleurs de Bach qui en découlent (huiles essentielles, pierres précieuses, couleurs, sons et mé-taux), tout comme les mécanismes d'interaction des corps subtils entre eux et les relais-R, découverts par l'auteur lui-même, qui servent de station de commutation entre les niveaux. Grâce à cette pierre de l'édifice jusque-là manquante, l'auteur a pu, non seulement décoder le fonctionnement véritable des fleurs de Bach, mais aussi tout le mécanisme de régulation qui est à la base de la psychosomatique. Ce livre s'adresse ainsi aussi bien aux novices qu'aux thérapeutes expérimentés.

Books on Demand BoD, Paris, ISBN: 9782322037346

Dietmar Krämer & Helmut Wild

Nouvelles Thérapies avec les fleurs de Bach
Topographie des zones cutanées

Une utilisation encore plus simple, plus rapide et plus efficace des fleurs de Bach

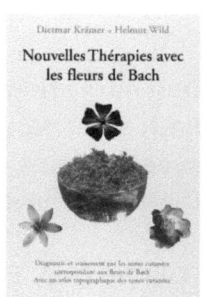

Les zones cutanées qui viennent d'être découvertes élargissent les possibilités d'utilisation des fleurs de Bach dont on peut aisément se servir pour traiter les douleurs physiques.

Les deux auteurs du présent ouvrage ont réussi à faire correspondre à chaque fleur de Bach des zones cutanées. On compte 243 zones, localisées de manière très précise sur plus de deux cent planches détaillées. Il est donc possible de « lire » directement sur le corps les fleurs qui pourraient convenir.

Ainsi, les problèmes psychiques, les remords par exemple, peuvent être traités à l'endroit du corps où ils se répercutent.

Les zones cutanées permettent aussi un traitement préventif.

En cas de tendance à des réactions agressives, par exemple, on traitera la zone cutanée correspondante pour éviter la formation de calculs, etc.

Les nombreux cas exposés ici prouvent l'efficacité de cette nouvelle forme thérapeutique et indiquent comment procéder.

L'application sous forme de compresses ou de pommade permet de renforcer l'effet des différentes fleurs.

Les états d'âme négatifs s'estompent beaucoup plus vite qu'avec une prise orale des gouttes et les douleurs physiques s'apaisent souvent dès l'application des fleurs sur la peau.

La peau est également un miroir du bien-être physique.

Toute une série d'exemples pratiques expliquent l'utilisation cosmétique des fleurs de Bach.